河南省护理学会组织编写

健康中国 · 跟我学护理 · 全媒体科普丛书

总主编 宋葆云 孙 花

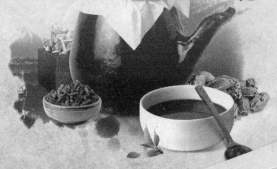

魅力中医 护航健康

MEILI ZHONGYI HUHANG JIANKANG

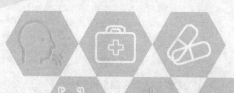

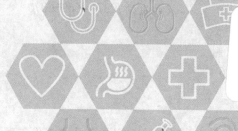

本册主编 刘 姝
　　　　　于江琪

郑州大学出版社

郑 州

图书在版编目（CIP）数据

魅力中医 护航健康/刘姝,于江琪主编.—郑州：
郑州大学出版社,2020.7(2023.7重印)
（健康中国·跟我学护理·全媒体科普丛书)/宋葆
云,孙花总主编）
ISBN 978-7-5645-6951-8

Ⅰ.①魅… Ⅱ.①刘…②于… Ⅲ.①中医学-问题
解答 Ⅳ.①R2-44

中国版本图书馆 CIP 数据核字（2020）第 061971 号

郑州大学出版社出版发行
郑州市大学路 40 号 邮政编码:450052
出版人:孙保营 发行电话:0371-66966070
全国新华书店经销
永清县晔盛亚胶印有限公司印制
开本:710 mm×1 010 mm 1/16
印张:10.75
字数:165 千字
版次:2020 年 7 月第 1 版 印次:2023 年 7 月第 2 次印刷

书号:ISBN 978-7-5645-6951-8 定价:33.00 元
本书如有印装质量问题,请向本社调换

健康中国·跟我学护理·全媒体科普丛书

作者名单

丛书编写委员会

主　审　王　伟

总主编　宋葆云　孙　花

编　委　（以姓氏首字笔画为序）

于江琪　王　伟　王云霞　牛红艳

方慧玲　田　胜　冯英璞　兰　红

兰云霞　邢林波　成巧梅　刘　姝

刘延锦　孙　花　孙明明　孙淑玲

李秀霞　李拴荣　吴松梅　吴春华

宋葆云　张红梅　张林虹　张玲玲

周诗扬　周彩峰　姜会霞　黄换香

本册编写委员会

主　编　刘　姝　于江琪

副主编　李　磊　陈　燕　袁　冬　龙　洋

　　　　侯爱华

编　委　（以姓氏首字笔画为序）

于江琪　王　娜　王德贞　龙　洋

尹　夏　任蕾元　刘　冉　刘　姝

李　平　李　贞　李　笑　李　磊

张钰鑫　张嘉怡　陈　燕　侯爱华

洪盼盼　费景兰　袁　冬　原利娟

郭丽姝　唐荣欣　陶晓歌

视频制作编辑　潘丹莹　李苗苗　张嘉怡

　　　　　　　贺思奇　魏满想

组织单位

河南省护理学会

河南省护理学会健康教育专业委员会

创作、协作单位

河南中医药大学第一附属医院

河南科技大学第一附属医院

洛阳市妇女儿童医疗保健中心

郑州大学附属洛阳中心医院

出版说明

健康是人的基本权利,是家庭幸福的基础,是社会和谐的象征,是国家文明的标志。党和国家把人民群众的健康放在优先发展的战略地位,提出"健康中国"战略目标,强调为人民群众提供公平可及的全方位、全周期的健康服务。这就要求护理人员顺应时代和人民群众的健康需求,以健康科普为切入点,加速促进护理服务从"以治疗为中心"转向"以健康为中心",精准对接人民群众全生命周期的健康科普、疾病预防、慢性病管理、老年养护等服务领域,为人民群众提供喜闻乐见的优秀护理科普作品,不断提高人民群众的健康素养及防病能力。这是时代赋予护理工作者神圣的使命和义不容辞的职责。

河南省护理学会健康教育专业委员会组织百余名护理专家,深耕细作,历时两年,编写这套"健康中国·跟我学护理·全媒体科普丛书",其作者大多是临床经验丰富的护理部主任、三级医院的护士长、科普经验丰富的优秀护师、护理学科的带头人。她们把多年的护理经验和对护理知识的深刻理解,转化为普通百姓最为关心、最需要了解的健康知识和护理知识点,采用"一问一答"的形式,全面解答了各个专科的常见病、多发病、慢性病的预防知识、安全用药、紧急救护、康复锻炼、自我管理过程中的护理问题。同时,对各个学科最新的检查和治疗方法做了介绍,以帮助和指导患者及其家属正确理解、选择、接纳医生的治疗建议。本丛书图文并茂,通俗易懂,紧跟时代需求,融入微视频,扫码可以观看讲解,通过手机可以分享,丰富了科普书创作形式,提升了科普作品的传播功能。丛书共有16个分册,3 000多个问题,800多个微视频,凝聚了众多护理专家的心血和智慧。

衷心希望,我们在繁忙的工作之余总结汇编的这些宝贵的护理经验能给广大读者更多的健康帮助和支持。让我们一起为自己、家人和人民群众的健康而努力。同时,也希望这套丛书能成为新入职护理人员、医护实习人员、基层医护人员和非专科护理人员开展健康科普的参考用书。让我们牢记医者使命,担当医者责任,弘扬健康理念,传播健康知识,提升全民健康素养,为健康中国而努力。

在此,特别感谢中华护理学会理事长吴欣娟教授为丛书作序。向参加丛书编写的所有护理专家团队及工作人员表示衷心的感谢,向河南省护理学会各位领导及健康教育专业委员会各位同仁给予的支持致以诚挚的谢意。衷心地感谢协作单位及制作视频的护理同仁为此工程付出的辛苦努力!

河南省护理学会健康教育专业委员会
2019 年 5 月

序

现代护理学赋予护士的根本任务是"促进健康,预防疾病,恢复健康,减轻痛苦"。通过护理干预手段将健康理念和健康知识普及更广泛的人群,促使人们自觉地采取有利于健康的行为,改善、维持和促进人类健康,是一代又一代护理人探索和努力的方向。

河南省护理学会组织百余名护理专家,深耕细作,历时两年,编写这套"健康中国·跟我学护理·全媒体科普丛书"。本套丛书共有 16 个分册,3 000 多个问题,800 多个微视频,全景式地解答了公众最为关心、最需要了解的健康问题和护理问题。丛书图文并茂,通俗易懂,采用"一问一答"的方式为广大读者答疑解惑,悉心可触,匠心可叹。丛书融入了生动的微视频,可以扫码收看讲解,可谓是一部可移动的"超级护理宝典",是全媒体时代创新传播的成功典范。

健康科普读物带给人们的不仅仅是健康的知识,更能让人们在阅读中潜移默化地建立起科学的健康行为方式,这是我们赋予健康科普书籍的最终意义。愿这套护理科普丛书的出版,能够为全国400多万护理同仁开启健康科普和科普创作的新征程,不忘初心,不负使命,聚集力量,加速护理服务精准对接人民群众全生命周期的健康科普、疾病预防、慢病管理、老年养护等服务领域需求,让健康科普成为常态化的护理行动,使其在护理工作中落地生根,让护士真正成为健康科普及健康促进的倡导者和践行者,为中国梦和人类的健康做出新的贡献!

在此,我谨代表中华护理学会向参加丛书编写的护理专家团队及工作人员表示衷心的感谢!向河南省医学会秘书长王伟对丛书编审工作给予的大力支持和专业指导致以诚挚谢意!

中华护理学会理事长

2019 年 5 月

前　言

　　《"健康中国 2030"规划纲要》明确提出,要"大力传播中医药知识和易于掌握的养生保健技术方法",提高中医药服务能力,发展中医养生保健与治未病服务。

　　《魅力中医　护航健康》作为"健康中国·跟我学护理·全媒体科普丛书"中的一本,由多名中医护理专家收集整理公众最关心、最想了解的中医相关护理问题,在借鉴传统中医药学精华的基础上,结合自己多年丰富的临床护理经验进行深入浅出的解答。在河南中医药大学第一附属医院护理部刘姝主任的带领下,医院临床护士长、护理专家分类整理临床工作中患者的常见困惑,经专业人员解答后跟患者和家属进行反复沟通,确定问答内容通俗易懂;为了更容易学习和理解,部分内容还配以讲解视频和演示视频。

　　本书的内容涵盖了生活中常用的刮痧、拔罐、艾灸等中医护理技术,必不可少的中药内服和外用方法,以及老百姓喜闻乐见的养生操、养生茶等。同时,详细描述了大众关心的穴位按摩技术。最特别之处是,本书在指出中医护理、中医养生和家庭养生误区的基础上,详细说明了科学的养生习惯。本书图文并茂,采用问答方式,通俗易懂地解答了生活中与中医息息相关的问题,部分内容亦可扫码观看,可谓与时俱进,移动生活。

　　因为中医涉及的内容广泛,深浅不一,限于篇幅要求,不能全部覆盖。但愿这本书对中医养生保健的爱好者和初学中医护理的人士能够起到指导和帮助作用。中医辨证诊病因人而异,且需结合四时节气,在运用中医护理操作时病证的辨识很重要。本书针对普遍问题进行解答,特殊情况需要在专业医生的指导下进行。在此特别感谢河南科技大学第一附属医院提供的婴幼儿抚触视频、郑州大学附属洛阳中心医院潘丹莹老师提供的八段锦视频、洛阳市妇女儿童医疗保健中心提供的小儿便秘推拿视频。其他视频供稿涉及的人员较多,不能在此一一答谢。

对中医,中国人有情结;学中医,也是民众的兴趣所在。对于想学中医护理的朋友来说,这本书提供了很好的选择。我相信,只要您认真阅读本书,一定会有所收获。

蒋士卿教授

目　录

1

一、中医护理常识篇

1. 何为中医养生?（视频:中医养生）

"养生"一词最早见于《庄子·内篇·养生主》:"吾闻庖丁之言,得养生焉。"养生就是保养生命的意思,古人又谓之摄生、卫生、道生、养性、保生、寿世等。所谓"生",就是生命、生存、生长的意思;所谓"养",就是保养、调养、补养的意思。总之,养生就是根据生命的发展规律,以保养生命、调养精神、增进智慧、延长寿命为目的的科学理论和方法。

中医养生

中医养生就是以传统中医理论为指导,遵循阴阳五行,生、长、化、收、藏的自然变化规律,研究和阐释人类生命发生、发展的规律,对人体进行科学调养,颐养生命,增强体质,预防疾病,从而达到延年益寿的一种保健活动和实用学科。

2. 中医有哪些养护观点?

主要有预防观、整体观、平衡观、辩证观。

(1)未病先防、未老先养的预防观 《黄帝内经》提出"不治已病治未病"的观点。喻示人们从生命开始就要注意养生,在健康或亚健康状态下,预先采取养生保健措施,才能保健防衰和防病于未然。这种居安思危、防微杜渐的哲学思想是中国文化的精华。

(2)天人相应、形神兼具的整体观 中医养生理论,特别强调人和自然环境、社会环境的协调,讲究体内气化升降,以及心理与生理的协调一致。人既是自然界的人,又是社会的人。影响健康和疾病的因素,既有生物因素,又有社会和心理因素,这是自古以来人们已经感觉到的客观事实。

(3)调整阴阳、补偏救弊的平衡观 在人体正常生理状态下,保持阴阳相对平衡。如果出现一方偏衰或一方偏亢,就会使人体正常的生理功能紊乱,出现病理状态。人体养生离不开协调平衡阴阳的宗旨。

(4)动静有常、和谐适度的辩证观　生命在于运动,因为运动是生命存在的特征,人体的每一个细胞无时无刻不在运动着,只有保持经常运动,才能增进健康,预防疾病,延年益寿。

3. 中医养生功法有哪些?

中医养生功法是中医文化中很有特色的一部分,如五禽戏、太极拳、易筋经、八段锦、六字诀等,都具有强身健体的作用,适合男女老少练习。如八段锦,只有八节动作,动作精炼,运动量适中,还可以疏通经络气血、调理脏腑功能。

4. 养生锻炼要遵循哪些原则?

(1)量力而行　制订锻炼计划一定要根据自己的身体状况量力而行,不能盲目追求大运动量、大强度训练或不适合自己的锻炼方式。锻炼初期,方式不宜过难,强度不易过大,否则会使锻炼者失去信心,也容易造成运动伤害。

(2)循序渐进　不管是初级锻炼者还是健身达人,锻炼强度都需要循序渐进,尤其是初级锻炼者,要让身体有个逐渐适应的过程,才不易造成伤害。同时每次锻炼前也是同理,最好先进行热身运动。

(3)兴趣为先　兴趣是最好的老师,锻炼也是一样。最好能找到自己感兴趣的运动,这样才有利于长期坚持。要先培养对运动的兴趣,发现运动的美,也许不久的将来运动会成为您生活中不可或缺的一部分。

锻炼贵在坚持。不管是中医养生功法,还是现代锻炼方式,不能"三天打鱼,两天晒网",都必须长期坚持。这不仅是对身体素质的考验,还是对意志品质的锤炼。所以建议大家尽量选择自己感兴趣或相对易于坚持的锻炼项目,这样才能真正达到强身健体的作用,才能发现运动的魅力。

5. 现代中医养护的任务是什么?

去伪存真、研究创新、传道授技。

一方面要继承中医养生的传统方法、核心技术,收集整理散在民间的养生经验、方法和措施,另一方面还应注意甄别一些打着养生旗号的伪养生骗子。积极研究,揭示中医传统养生方法的原理,探讨养生健康科学发展的新特点、新趋势,提出养生健康科学的新观点、新主张,进一步充实、丰富、发展中医养生。同时,加强中医养生宣教,弘扬其文化精髓,积极传授各种实用的养生技术,推广养生方法,让身边更多的人来学习中医养生。

6. 如何做好中医养生?

(1)起居作息,要顺应自然 中医主张人的起居作息应与大自然的气候、温度变化相适应。夜间气温低,阴气重,尤其是下半夜,熬夜很伤人体阳气,除非工作需要,绝不熬夜太深,为了打麻将、玩游戏、泡酒吧等去熬夜很不值得。

(2)运动锻炼,顺畅气血 运动可以增强人的消化功能,使血液流动通畅,从而不生病,所以人们常说"生命在于运动"。

(3)调畅情志,使脏腑安和 长寿老人大都开朗乐观,从容温和。中医认为安详乐观的情绪,能使气血运行有序,反之,极端情绪会使气血运行逆乱,损及脏器。大喜伤心,怒则伤肝,思则伤脾,悲则伤肺,恐则伤肾。

(4)经络刺激,调节免疫 人体有几个重要的保健穴位:足三里、关元、气海、涌泉,宜常按摩刺激。脚离心脏最远,处于血液循环远端,气血供应较差。温水泡脚可以使脾、胃、肾经络通畅,温水泡脚最好睡前做。此外梳头、按摩面部、搓耳朵等方法都可以刺激经络而起到良好的保健效果。

(5)戒烟少酒,不要滥用药 吸烟对身体健康没有任何好处。酒是双刃剑,少量饮酒有通血脉、助药力、消疲劳的作用,但过量饮酒对身体危害极大,容易得酒精性肝炎,甚至肝硬化。遇到身体不适,没有一定的把握不要自行用药,用药不当可能会适得其反,甚至引发严重的不良反应。

(6)饮食有节制,调养脾胃 俗话说病从口入。注意饮食卫生,不要暴饮暴食,少吃辛辣刺激及油腻食物,以免损伤脾胃。

7. 什么是中医养护的平衡学说?

(1)环境平衡 一切健康长寿的生命,必须与环境保持平衡。要保护适宜人类生活的大环境,创造适宜人们生活的小环境。人与环境失衡,便会生病,甚至不能生存。

(2)营养平衡 要调和五味,不偏食。营养平衡,才能使人均衡发育生长。

(3)动静平衡 《黄帝内经》说:"久卧伤气""久坐伤肉""久行伤筋""久视伤血""久立伤骨"。要保持健康,必须做到有张有弛,劳逸结合,动静平衡。

(4)心理平衡 情绪是生命的指挥棒,精神崩溃会导致身体崩溃。生气和忧郁都可使人生病。

(5)阴阳平衡 万物均有阴阳属性,一旦阴阳失调,人就会生病。《黄帝内经》说:"阴胜则阳病,阳胜则阴病;阳胜则热,阴胜则寒;阴虚则阳亢,阳虚则阴盛。"可以说"生命在于平衡",失衡就会生病,以致丧生。

8. 什么是中医的阴阳说学? 人体的阴气和阳气指的是什么?

"圣人春夏养阳,秋冬养阴"这句话指的是人体秋冬环境之阴气和春夏环境之阳气。圣人在春夏,要培养人体适应春夏环境之阳气的生理功能,以增强抗温热功能,如习武之人"夏练三伏"。在秋冬,要培养人体适应秋冬环境之阴气的生理功能,以增强抗寒凉功能,如习武之人"冬练三九"。为什么只能在春夏培养人体适应春夏环境阳气的生理功能? 首先,因为人体春夏环境之阳气只有在春夏才最旺盛。秋冬同理。其次,虽说春夏为阳,但春天也有寒冷的日子,如"倒春寒",此时,则要培养人体适应"倒春寒"之阴气的生理功能。同样,虽说秋冬为阴,但秋天也有炎热的日子,如"秋老虎",此时,则要培养人体适应"秋老虎"之阳气的生理功能。或者说是非其时而有其气,更需增强机体防御、调整能力。

9. 什么是中医的"五脏"? 和西医所说的心脏、肝脏、脾脏、肺脏、肾脏一样吗?

中医讲的心、肝、脾、肺、肾五脏不是西医解剖学所说的心脏、肝脏、脾脏、肺脏、肾脏,而是中医的心火系统、肝木系统、脾土系统、肺金系统、肾水系统。比如,中医所讲的脾,是概括了胃、小肠、大肠等的综合功能,所以跟西医解剖学中的脾脏不一样。

10. 什么是中医的辨证论治?

辨证论治是中医认识疾病和治疗疾病的基本原则,是中医学对疾病的一种特殊研究和处理方法。证,是机体在疾病发展过程中的某一阶段的病理概括。辨证就是把四诊(望诊、闻诊、问诊、切诊)所收集的资料、症状和体征,通过分析、综合,辨清疾病的病因、性质、部位,以及邪正之间的关系,概括、判断为某种性质的证。论治,又称施治,即根据辨证的结果,确定相应的治疗方法。辨证是决定治疗的前提和依据,论治是治疗疾病的手段和方法。辨证论治的过程,就是认识疾病和解决疾病的过程。例如患者出现恶寒发热、头痛身痛、无汗脉紧等表现,可判断为风寒邪气为患,证属风寒感冒。病因一旦辨出,证候随之确立,治疗也就针对病因处方遣药。辨证和论治,是诊治疾病过程中相互联系、不可分割的两个方面,是理论和实践相结合的体现,是理法方药在临床上的具体运用,是指导中医临床的基本原则。

11. 什么是中医的"不治已病治未病"?

这是中医理论的精髓,与现代预防医学的思想有吻合之处,是中医最重要的理念之一。主要包括3个层面:一是没有发病的时候,就要改良生活环境或者重点消除可能的诱发因素,使人不发生疾病。如练习太极拳、八段锦,或开窗通风防止感冒发生。二是对于已经发生疾病的,要及时给予治疗,防止疾病的转变、恶化。三是对于已经发生恶化的,要注意保护没有受到损害的器官、组织。如中医认为肝脾的关系中常会出现肝郁乘脾的情况,那么就要提前采取健脾的方式防止肝郁气旺对脾胃造成损害。

12. 什么是中医的望、闻、问、切?

望、闻、问、切是中医收集病例资料、诊断疾病的技术手段。因为古代科学技术的落后,人们更多地借助于身体的感觉器官如眼、耳、口、鼻、手等来收集病例资料,对患者的病情进行分析判断。望就是用眼睛来看,包括看患者的面色、神态、舌像、器官组织的色泽、各种代谢产物、排泄物等;闻就是用鼻子嗅味道和耳朵听声音,当然现代用听诊器等技术手段也可以算作闻的范畴;问就是医生与患者以问答的形式收集病例资料;切一方面是切脉,就是用手感知患者脉搏的跳动情况,判断脉象,另一方面包括各种按诊、触诊,用手或仪器对患者身体进行必要的检查等。

13. 什么是经络? 人体有多少经络?

经络是人体气血循环、运行的通道,其客观存在但是又无法用肉眼看到,也是中医诊断、治疗疾病的重要依据。经络就如全国通行的公路、铁路网络,运行气血津液、沟通上下内外联系、联络脏腑关节等,从而维持人体的正常生理运行。人体的经络包括经脉和络脉。经,有路径的含义,经脉贯通上下,沟通内外,是经络系统中的主干;络,有网络的含义,络脉是经脉别出的分支,较经脉细小,纵横交错,遍布全身。人体经络不计其数,主要包括十二经脉、奇经八脉,以及附属于十二经脉的十二经别、十二经筋、十二皮部;络脉包括十五络脉及其难以计数的浮络、孙络等。穴位属于经络,经络包括穴位;穴位与穴位之间的连接就是经络,经络的气血运行需要穴位保证畅通。所以经络和穴位的区别就是线和点的区别,穴位畅通保证经络的气血运行,气血的正常运行保持了穴位的不堵塞。

14. 什么是穴位? 穴位与经络有何关系?

穴位又称为穴、穴道,是人体脏腑经络之气血输注于体表的特殊部位,如同经络运行中的一个个站点,具有特殊的功能,一方面穴位可以反映身体气血的运行情况,另一方面也可以作为病理的反应点。对疾病诊断、治疗有重要的作用,是进行针灸操作的主要位置。穴位一般分为经穴、经外奇穴和阿是穴、耳穴4类。

15. 老人敲打经络有益处吗?

没有。中医认为经络是气血运行的通道,很多养生方法是通过敲打、刺激经络,从而达到防病保健的作用。但是,中医对健康的基本认识是"气血和""阴阳和",这种状态的达到并不是通过简单地敲打经络就能实现的;另外,中医认为,气血有其生、长、化、收、藏的时宜,不仅体现在四季中,在一天中也同样体现,不合时宜地激发气血的运行就如同该睡觉的时候运动,会打乱气血的"作息时间",从而对机体造成伤害。

16.中医包治百病吗?中医是万能的吗?(视频:中医养生常见误区)

中医养生
常见误区

现在有很多关于包治百病的药物的传说,这种民间传说的误导让很多人都受到伤害。中医中药的辨证施治,只有根据自身的病症及体质进行下药,才能药到病除。

17.民间传说的偏方能相信吗?

很多人一听到偏方两个字就会迫不及待地询问,在偏方中的确含有一些有效的处方,但由于病情、药效因人而异,不能笼统地使用。

18.食疗真能防病治病?

食疗,是几千年华夏文明饮食文化的瑰宝,在我们的防病保健中发挥着重要的作用。当前各种各样食疗养生馆更是应运而生,观其食谱,大部分是"甲鱼、海参、鲍鱼、枸杞、乌鸡"之类的滋补食材、药材的综合,当然也有如"马齿苋、紫背天葵、香芋、山药"等清热解毒药物及平补药物,虽然种类繁多,但一般都是简单拼凑,而不能根据食用者的体质进行搭配,造成重花样而轻药效的局面,使得食补不能达到"补"之功效。

19.中医的养生就是食补吗?

不是。其实中医养生还主要包括经络养生、体质养生、四季养生、药物养生、起居养生、膳食养生、睡眠养生、情志养生等内容。在"是药三分毒"这种观念的灌输下,很多人都认为"药补不如食补"。然而,养生并不是单纯的食补。古话说:"人有三宝,精、气、神。"养生就是要保护好我们的"精、气、神"。合理饮食、情志舒畅、适度运动、心理调护等都是中医养生的范畴,所以中医养生不是单纯的食补。

20. 养生就是大补特补吗?

鹿茸、虫草、西洋参、高丽参等药物,泡水或泡酒来进补,这些药物的确很名贵,也的确是补药,但是大部分健康人是不需要补的,需要专业医生辨证体质,不能一味进补。

21. 中药真的是越贵越补吗?

"物以稀为贵",那些"高贵"的食品如燕窝、鱼翅等并无奇特的食疗作用,十分平常的甘薯和洋葱等食物却有值得重视的食疗价值。另外,凡食疗均有一定的对象和适应证,故应根据需要来确定药膳,"缺什么,补什么",以实用为滋补原则,切勿凭贵贱分高低。

22. 经常乏力需要"补"吗?

中药的应用有严格的标准,张仲景《伤寒论》中用药很重要的一条原则就是"有是证用是药",而我们所谓的气虚证、血虚证、阴虚证、阳虚证是中医大夫经过对患者望、闻、问、切四诊之后,综合分析而得出的一个判断,并不是简单地套用,所以不能简单地以补来养生。

23. 纯天然的中草药有没有副作用?

我们应该知道中医理论指导下的中药是药物,其治病的基本思想中很重要一条是"以偏治偏",就是运用药物的偏性来调整人体功能的偏差,所以药物本身是有治疗作用的。虽然按照现代药理研究,大部分中药是没有肝肾毒性的,但是并不代表它没有不良反应。这就表示,中药如果应用不当,虽然一般不会造成肝肾损害,但是会造成机体功能的损害和偏差。

24. 看中医就是吃中药吗?

"人是生物的,不是机械的;病是整体的,不是局部的",西医把身体当作一部机器,某个零件坏损,更换维修一下就行了。而中医把身体和精神当作整体,阴阳二气相互对立又相互依存,因此中医在治疗疾病时,往往通过让身体恢复到阴阳动态平衡的状态,不适状况也就治愈了。调整的途径除了内服中药,还有药物外敷、冥想、药浴及心理疗法等。

25. 中医只能治疗慢性病吗?

不少人都觉得,中药起效慢。其实中医为宏观方式,西医为微观方式,西医更多的是所见即所得,中医则是祛邪固本养生。另外,中医在治疗一些急症方面很有奇效,例如针刺治疗急性疼痛往往一针见效,甚至在急病的抢救方面,中医也有独到之效,如古代的华佗针刺麻醉、现今的参附汤药抢救心力衰竭患者等,而一般服用中药治疗都需要一段时间调理后才能痊愈,但在治疗疾病根源上是釜底抽薪的,所以说,不能把中医疗效笼统概括为慢。

26. 西医治疗不好的才去找中医吗?

有些患者在西医疗效不好时才想起找中医,把中医当作"救命稻草",此时若中医疗效不好就认为中医不行。其实许多病一开始就可以用中医治疗,这样效果会更好。例如糖尿病,西医治疗糖尿病,多数是控制饮食、注射胰岛素,但中医将糖尿病称为"消渴",治疗时清胃泻火,养阴生津,并且辅以食疗,即显效。由此我们可以看出,中医对于疾病的治疗,多从整体出发,调节脏腑功能,从而达到阴平阳秘、气血充盈之效。

27. 能否用西医的理论和标准衡量中医治疗方法?

西医对具体疾病会建立相应的诊断标准和疗效标准,多年来,这种标准化模式一直主导着对中医诊断和疗效的评价。但是,由于认识疾病的方式不同,这种模式不符合中医自身的规律。例如,中医的半里半表病,西医根本不认识,也检查不出来,而中医可以诊断和治疗与护理;再如,人大怒时会气得吐血,中医五行中肺属金,肝属木,五行相生相克中金克木,但大怒时肝火太旺,导致肝火犯肺,引起吐血,而西医多单纯着眼于肺病。

28. 黑色食品一定能补肾吗?(视频:家庭常见养生误区)

平时看到过这样的宣传"黑色食品补肾、补血",如黑芝麻、黑米、黑木

家庭常见
养生误区

耳、乌骨鸡等黑色的食品。任何食物都具有自己的属性。性平、性温的食物，如上述所说的黑芝麻、黑米、乌骨鸡一年四季对身体都有补益的作用；而性凉、性寒的食物，如上述提到的黑木耳，除了夏天以外，其他季节最好不要吃。如果非要吃的话，建议搭配温热的食物，这样既能摄入这些食物特有的营养素，又不至于伤肾、伤胃。

29. 藿香正气水是解暑特效药吗?

中暑多因暑热内侵所致，临床以高热、大量出汗、疲倦乏力为主要表现，严重者可能会出现虚脱症状，治疗应以清热泻火、养阴解暑为主。而藿香正气类药物属于温热型制剂，主要成分是藿香、苍术、陈皮、白芷、茯苓、大腹皮、生半夏等10味中药，具有解表化湿、理气和中的功效，常用于治疗夏季感冒、胃肠型感冒、急性胃肠炎、消化不良等疾病，并不适合用于治疗中暑。

30. 孩子吃得越好就长得越好吗?

要养好孩子，现代家长必须注意饮食不要过精、营养不要过高，要以五谷为主，以粗粮为主。中医讲究"要想小儿安，三分饥与寒"。随着生活水平的不断提高，家长都一味提高儿童的饮食档次，进食过精、营养过高。结果食品过精影响了孩子的纳吐功能，营养过高会使孩子早熟，两者均有害。

31. 饮食越素越健康吗?

《黄帝内经》提倡"五谷为养、五果为助、五畜为益、五菜为充"。所以，饮食要多样化，满足机体对各种营养物质的需求。

32. 睡前做运动目的是让人疲倦,从而更容易入睡吗?

实际上，睡前做过量的运动，会令大脑控制肌肉活动的神经细胞呈现极强烈的兴奋状态，不利于提高睡眠质量。

33. 生命在于运动,运动越多越好吗?

"生命在于运动"这句名言很容易误导大家。老年人或体质较弱的人，宜采用气功、太极拳、八段锦等动作从容和缓的锻炼项目。运动过量或者盲目选择不适合自己的运动项目都不利于身体健康。

34. "饭后百步走,能活九十九"吗?

盲目迷信。饭后立即走路,血液供应下肢增多,胃相对缺血,对消化不利。特别是老年人,消化功能减退,如果饭后胃肠道血液供应不足,会影响食物消化吸收。饭后1小时内最好静养。

35. 茶能养身,多多益善吗?

现在许多人喜欢茶道,但不要忽视茶也有寒热之分。绿茶及某些地方特色茶性寒凉,胃寒之人不能吃,所以不要盲目跟风喝茶。

36. 菊花放越多茶越"败火"吗?

菊花因其味甘苦,性微寒,故有散风清热、清肝明目等作用,很多"上了火"的人都喜欢喝些菊花茶来"败火"。但脾虚、胃寒的人不宜喝,且菊花有降压的作用,血压正常和血压偏低的人,不宜每天饮用,喝的话每次也不要超过3朵。

37. 胖大海可以天天喝吗?

很多人嗓子哑了,首先想到的就是泡杯胖大海喝一喝。胖大海性寒味甘,脾胃虚寒、腹泻者不宜。所以胖大海不是常备饮品,要喝之有度,喝上两三天,症状好转后就不要再喝了。若症状没有减轻,也要停几天再喝。过多摄入胖大海会引起血糖升高,糖尿病患者慎喝。

38. 枸杞如何正确使用?

枸杞滋肝明目,被誉为"明眼子"。但是"光泡不吃",很难发挥枸杞的作用。做饭时,不妨把枸杞作为配料,放入粥、菜肴中,并嚼烂吃进去。另外,体质偏热的人不宜多吃。

39. 喝人参炖鸡汤滋补老少皆宜吗?

中国民间流行一种滋补方法,即入冬时用人参炖鸡汤喝,认为这是最佳的滋补方法。近些年来,专家研究认为,胃酸过多者、胆道疾病者、肾功能不全者、高血压患者、高脂血症患者、糖尿病患者不宜喝鸡汤。另外,吃人参的方法有很多,可泡水喝、直接嚼服、含服、水冲服、加水炖服、配伍中药炖服等,均能起到很好的进补效果。

40. 夏天不能吃人参吗?

这种说法是片面的。夏天也是可以吃人参的,但是在人参的种类和数量上,与冬季吃人参略有区别。冬季吃人参的量是 5 克以内,夏天则控制在 3 克以内。这一点可根据自己的体质、疾病等灵活掌握。

41. 中国人参不如高丽参和西洋参吗?

事实并非如此,中国人参主产区在长白山西坡及余脉,高丽参主要产区在长白山以东和以南余脉,地理环境和气候差异不大。我国专家曾用中国人参和韩国高丽参进行对比研究,结果显示,中国人参各项指标含量大多高于或接近高丽参。

(洪盼盼　任蕾元　刘　冉　张钰鑫)

二、中药护理篇

（一）中草药煎服方法

1. 常用内服中药有哪些剂型？

所谓"剂型"，就是中医药方剂的制剂形式。由于治疗经验的积累和临床诊治的需要，长期以来，中医方剂已发展有汤剂、酒剂、茶剂、露剂、丸剂、散剂等多种内服剂型。下面简单介绍几种常见剂型。

（1）汤剂 将中药配方加水煎煮饮用的剂型，这是临床最常用的。汤剂具有吸收快、作用迅速、加减灵活、针对性强等特点，适于急病、新病及病情较急的病证治疗，如麻黄汤治疗外感风寒。

（2）酒剂 将中药配方泡入酒中，经过一定的时间，待药性浸出于酒然后饮用的一种制剂，俗称"药酒"。由于酒本身有活血舒筋之功效，因此多适用于风湿关节疼痛等病证，如虎骨木瓜酒可治疗关节痛。

（3）茶剂 将药方配料轧成粗末，制成块状或粉末状剂型泡服冲饮。茶剂有时也可以加进茶叶同制，服用时仅用沸水冲泡即可，饮用极为方便，有的也可煎服，如午时茶等。

（4）露剂 将配方加水蒸馏，取蒸馏所得的药液饮用，即为露剂。如金银花露、蔷薇花露等。露剂药力相对轻微，且多由芳香类药物组成，故一般适用于儿科轻症或作为夏令饮料服用。

（5）散剂 指将处方中的药物研成粗末，用水调服或者煎汤服用。散剂兼具汤剂吸收快、作用迅速，以及丸剂用量小、容易携带等特点，尤其适用于脾胃病的调理和某些急症的治疗，如平胃散、五苓散、行军散等。

2. 中草药有保质期吗？存放久了还能用吗？

在选购西药和中成药时，大家都会注意看包装上的保质期。然而对于散装的中草药，人们却不太关注这些信息，甚至很多人认为中药越陈越好。那么，中草药真的越陈越好吗？没有保质期吗？

绝大多数中草药也是有保质期的。多数中草药在日光、空气、温度、湿度等因素影响下，会发生物理和化学变化，时间越长药效越低。且家居保存条件有限，药材还容易生霉、被虫蛀，加速其质量变化，影响疗效。例如一些补益的中药材，很多人买回来或别人送来后舍不得吃，便囤积在冰箱里，一屯就是几年，等到有不适时才拿出来吃，其实这种观念是错误的，用医生的话来说："放冰箱里两年的虫草，失了药性，没啥补益作用了。"

一般中药材里，保质期最长的是石膏、白矾、代赭石等矿物类药及龙骨等化石类药。这些药材本身化学性状相对稳定，不要长时间露天存放即可。其次，是一些中医讲究的陈药，如陈皮、半夏、枳壳、麻黄、狼毒、吴茱萸等常见的，陈放使用效果更好的中药。不过，即使是这样陈药，也不能储存太久。一旦药材买回去，尽快服用为好。如果药物出现霉变、变味、受潮等现象，不应继续服用。总之，中草药买回来应尽快服用！

3. 什么是"药引子"？有什么作用？每服药都需要"药引子"吗？

药引子是引药归经的俗称，指某些药物能引导其他药物的药力到达病变部位或某一经脉，起"向导"的作用。另外，"药引子"还有增强疗效、解毒、矫味、保护胃肠道等作用。在一张处方中，需不需要药引子，由医生根据病情而定。

4. 中药越苦越有效吗？甜味的中药是不是没有苦味的好？

并不是所有的中药都是苦的，也不是越苦越有效。不同的中药配方，味道也不同，中医取辛、甘、酸、苦、咸五味来治疗疾病，所以不是越苦越好。

5. 您选的煎药用具是否正确？

平常做饭用的铁锅、铜锅、铝锅可以用来煎中药吗？答案是不可以。因为这些容器化学性质不稳定,煎药过程中容易与药物成分发生化学反应,轻则使药物中的某些有效成分发生沉淀,使药物作用降低,重则生成对人体有害的物质,产生毒性。如铁锅煎药会生成一种不溶于水的鞣酸铁,使药液变黑变绿,药味又涩又腥。煎药用具首选砂锅或陶瓷罐,次选不锈钢和搪瓷锅,因为此类容器材质稳定,在煎煮过程中不易与药物成分发生化学反应,且受热均匀,是较为理想的煎药容器。

6. 煎药加水越多越好吗? 加水多少合适?

煎煮水量并不是越多越好,应根据药物的性质、药量、吸水程度和煎煮时间而定。一般而言,第一煎的水量以水超过药物表面 2~5 厘米为宜,即用手轻轻按住药材,水面刚好漫过手背,二煎用水量可适当少一些,浸过药物表面即可。如煎煮花、叶、全草类药物,加水量增多一些;煎煮矿物类药物时,加水量可稍减。煎药时应一次把水加足,避免在煎药过程中频繁加水,如不小心将药煎煳,应弃去煎煳的药物,不可加水再煎煮后服用。

7. 中药煎药前需要清洗吗?

中药煎药前一般不需要清洗。中草药一般进行了加工炮制,如蜜紫菀、炙甘草、醋柴胡等,经过蜜、盐、酒、醋等辅料炮制,不能水洗,否则会丧失一部分有效成分,降低药效。如无上述蜜、盐、酒、醋等加辅料炮制中药,觉得中草药有泥沙,可在浸泡前快速过水漂洗一下,不要大水流冲洗,以防某些细小种子类药材如菟丝子、苏子等被冲走,从而影响疗效。

8. 为什么煎药前需要浸泡中药? 怎样正确浸泡?

煎药前药材需要浸泡,这样既有利于有效成分充分溶出,又可缩短煎煮时间,避免因煎煮时间过长,导致有效成分损失。浸泡药材的用水,以常温为宜,忌用煮沸的水,以免某些植物细胞蛋白质受热凝固,不利于有效成分析出。一般复方汤剂加水搅拌后浸泡 30~60 分钟,以药材浸透为原则;以花、叶、草类药为主的药剂,需要浸泡 20~30 分钟;以根、茎、果实等药材为主的药剂,需浸泡60 分钟。夏季温度较高,可适当缩短浸泡时间,以防药物变质。

9. 煎药用大火煎好还是小火炖好? 时间越长越好吗?

(1) 煎药时先大火后小火 在煎药开始时用大火,至水沸后再改用小火,并保持在微沸状态,既可减慢水分的蒸发,又有利于有效成分的煎出。在煎煮过程中,尽量少开锅盖,以免药味挥发。

(2) 煎药时间 主要根据药物和疾病的性质而定,并不是时间越长越好。煎药时间从水沸时开始计算:一般药物一煎需要 20 ~ 30 分钟,二煎需要 10 ~ 20 分钟;解表、芳香类药物,一煎需 15 ~ 20 分钟,二煎需要 10 ~ 15 分钟;受热易变性的药物,如钩藤、大黄等,应待其他药物煎好前 5 ~ 10 分钟加入;滋补类药物,一煎需要 40 ~ 50 分钟,二煎需 30 ~ 40 分钟;有毒药物,如附子、乌头等需久煎,需 60 ~ 90 分钟。煎药时还应该加盖,防止有效成分挥发和煎液量减少,煎药过程中搅拌药料 2 ~ 3 次,搅拌用具应当以陶瓷、不锈钢等制作的棍棒为宜。

10. 中药煎药时所有药一起煎煮行不行? (视频:中药煎服)

不可以一起煎煮。中药汤剂都是由多种药物组成,药物成分复杂,为了提高汤剂的质量,确保疗效,按照药性、成分不同,部分药物在入煎时需做特殊处理,不能一股脑一起煎煮。特殊煎药方法具体如下。

中药煎服

(1) 先煎 先煎药应当先把此类药煮沸 10 ~ 15 分钟后,再投入其他药物一同煎。

难溶于水的药:贝壳类、矿石类,以及角、骨、甲类药物,因质硬而难煎出味,应打碎后先煮熟 30 分钟,再下其他药,如海蛤壳、牡蛎、珍珠母、生石膏、寒水石、磁石、代赭石、水牛角、龟甲、鳖甲、鹿角等。

有毒的药物:如附子、乌头、半夏、商陆等,需先煎 60 ~ 90 分钟,以消除或降低毒性。

泥沙多及质轻量大的药物:如灶心土、糯稻根、茅根、玉米须等应先煎,过滤后取汁,用药汁再煎其他药。

(2) 后下 在中药汤剂煎好前 5 ~ 10 分钟时,再将本类药物加入即可。后下主要应用于以下两种药物。

芳香挥发类:此类药物气味芳香,多是植物的花、叶,含挥发油较多,若煎煮时间较长,有效成分就会随水蒸气而蒸发。如薄荷、藿香、荆芥、紫苏叶、细辛、砂仁、豆蔻等药物。

有效成分易分解类:此类药物不宜久煎,否则有效成分容易分解破坏。如大黄、钩藤、番泻叶、藏红花、鱼腥草等。

(3)包煎　是将药物装进纱布内与其他药物同煎的煎煮方法。以下几类药物宜包煎:①质地比较轻或容易浮在上面,或容易成糊状的药物,如蒲黄、海金沙等。②含淀粉黏液质多,易粘锅煳化或焦化的药物,如车前子、葶苈子等。③有绒毛的药物,煎煮后不易滤除,服后会刺激咽喉,引起咳嗽、呕吐等不良反应,如旋覆花、枇杷叶等。

(4)另炖或另煎　是将某些贵重药材单独煎煮,以减少煎时被其他药物吸收,保存其有效成分的煎煮方法。将药物切成小片,单味中药煎煮60~120分钟,煎好后,单独服用或加入汤药中同服,如人参、西洋参、鹿茸等。

(5)烊化　是将胶质类或黏性大且易熔的药物,单独加温熔化或置于刚煎好的去渣的药液中,微煮或趁热搅拌,使之溶解的煎煮方法,如阿胶、龟甲胶、鹿角胶等。

(6)冲服　是将某些不耐高温且又难溶于水的贵重药物,先磨成粉末,再用开水或用煎好的药液调匀后服用的方法,如三七、琥珀、珍珠等。

(7)泡服　是将某些易出味、不宜煎煮、挥发性较强的药物加沸水泡10~15分钟,出味后服用的方法,如番泻叶、胖大海、菊花等。也可将药物放入刚煎好的药液中泡服。

(8)兑服　液体中药如放置于其他药中煎煮,往往会影响其成分。因此,往往待其他药物煎煮去渣取汁后,再兑入服用,如黄酒、竹沥水、新鲜藕汁、姜汁、梨汁、蜂蜜等。

11. 什么是小包装中药饮片? 小包装中药饮片怎么煎煮?

小包装中药饮片是指中药饮片生产企业特制的以塑料或无纺布等作为包装材料的小规格包装的中药饮片。具有计量准确、杂质少、便于保存等优点。

在医院取到小包装中药饮片后,请按照以下流程使用:

第1步:取出收到的大包装袋。

第2步:从中取出各中包装(内含7小包)。

第3步:从中包装中各取出1袋最小包装,即为1剂(1日量)。

第4步:与上述药品明细核对无误。

第5步:拆除最小包装后混合加水浸泡、煎煮(特殊用法如先煎、后下等除外)后服用。煎两次,合并煎液分早晚两次服用;或煎一次服一次,共煎服两次。

举例:患者李某取了21天的中药,共21剂,3大包,每一大包为7天用量。明细、药品见二维码。

7天用量药品

具体分剂步骤如下:

第1步:取大包。

第2步:取各中包。

第3步:从中包中各取出1小包。

第4步:核对。

第5步:拆包煎煮。

注:①请务必按照药品明细及医生交代的用法使用;②建议一次分好所有剂数并确认无误后每天取出一剂煎煮!

12. 中药煎煮好后需要过滤后才能服用吗?

需要。中药煎好以后,应立即用两层纱布趁热滤取药汁,不能久置锅中,以防含胶状药物过多的药液遇冷产生凝胶,过滤困难,同时也容易腐败变质。在滤取药液时,可加压过滤,尽量减少药渣中药液残留量,以保持疗效。

13. 煎好的中药放置到什么温度喝才合适?

服药温度是指服用中药汤剂的温度或者用于送服的水、酒、药汁等液体的温度。常有温服、热服和凉(冷)服之分。

(1)温服 将煎好的汤剂放温后服用称为温服。温服可减轻某些药物的不良反应,如瓜蒌、乳香、没药等对肠胃道有刺激作用,会引起恶心、呕吐等不良反应,温服后能缓解上述不良反应。

(2)热服　将煎好的汤剂趁热服下称为热服。解表药必须热服以助药力发汗。寒证用药,应热服。需注意的是服用发汗解表药后,宜多喝热水或食热粥,卧床,可以帮助药力发汗,忌酸味食物或冷水。

(3)凉(冷)服　将煎好的汤剂放凉后服用称为凉服。热证用寒药应凉(冷)服,如服苦寒清热、凉血解毒、止血止吐药。

14. 什么时候喝药都行吗?

医生开了药之后,我们经常会问:"这个药是饭前喝还是饭后喝啊?"这就要根据药物性质及治疗作用来分了,一般来说服药有以下几个时间段。

(1)饭前服　一般在饭前30分钟左右服药,病的位置在下,如肝肾虚损或腰以下疾病需饭前服,以使药性下达;治疗肠道疾病也宜饭前服,在胃空状态下,药液能直接与消化道黏膜接触,较快地通过胃入肠,从而较多地被吸收而发挥作用,不受胃内食物稀释而影响药效。

(2)饭后服　一般在饭后30分钟左右服药,如治疗心、肺、胸膈、胃脘以上病证需饭后服,可使药性上行;对胃肠黏膜有刺激作用的药饭后服;毒性较大的药饭后服,避免因吸收太快而产生不良反应。

(3)空腹服　胃及十二指肠均无食物,此时服药可避免与食物相混,能迅速入肠并保证较高浓度而充分发挥药效,如健胃药、驱虫药、泻下药、滋补药或治疗四肢血脉病的药物。

(4)睡前服　一般在睡前15~30分钟服用,如补心脾、安心神、涩精止遗、镇静催眠药。

(5)隔夜服　睡前服一次,隔日早晨空腹再服一次,主要是指驱虫药。

(6)定时服　有些病定时而发,需掌握发病规律,在发病前服,如截疟药在疟疾发作前2小时服。

15. 一剂中药一次喝完行不行?

"一剂中药喝几次?"这也是我们经常会问到的一个问题。一般来说中药汤剂一日一剂,每剂药一般煎煮两次,可现煎现服,也可以将两煎药汁混合后分次服用,未服完需冰箱冷藏保存,不可一次喝完。如果是儿童,每剂煎至100~300毫升,按一剂煎两次,即每次煎药量为50~150毫升。如果是成人,每剂煎至400~600毫升,按一剂煎两次,即每次煎药量为200~300毫升。应注意未喝完的中药汤剂放冰箱冷藏后,下次服用时,应先加热煮沸,使汤剂中沉淀的有效成分重新溶解后,再服用。不宜只加热到温热就服用,因为汤剂放冷后许多有效成分因溶解度小而析出沉淀,如果只服用上面的清液,舍去沉淀部分,必然影响疗效。如加热至沸,则已沉淀的有效成分又可溶解,与刚煎时效果相近。此外,病在口腔、咽喉者宜缓慢频服或随时含服,使汤药充分接触患部,见效快。呕吐者或小儿宜小量多次服用。

16. 喝中药是不是都需要忌口? 有什么禁忌?

一般服药期间忌烟酒,忌暴饮暴食及辛辣、生冷、油腻、腥膻等刺激性的食物。此外根据药性和病性,有以下禁忌。

(1)服发汗药后,忌服醋及生冷的食物。

(2)热性病忌食辛辣、油腻、煎炸食物;寒性病忌食生冷。胸痹忌食肥肉、烟酒。

(3)肝阳上亢、头晕目眩、烦躁易怒者应忌食胡椒、辣椒、葱、蒜,忌烟酒等。

(4)疮疡肿痛者应忌食鱼、虾、蟹、羊肉等。

(5)服人参或其他滋补药忌浓茶、萝卜,以免降低或消除滋补效力;服地黄、何首乌忌葱、蒜、萝卜;服甘草忌鲤鱼;服薄荷忌鳖肉;服茯苓忌醋;服鳖甲忌苋菜。

(6)服清热凉血药及滋阴药忌酒、蒜、可乐、咖啡、辣椒、羊肉等辛辣、温燥之品。

此外,服中药期间忌喝浓茶,喝白开水为宜,因浓茶含鞣酸较多,与中药同服会降低疗效;若与西药联用,应错开时间服用;儿童、孕妇或老年人应遵医嘱。

17. 服药期间的注意事项有哪些?

(1)凡服用药性猛烈或有毒药物,宜从小剂量开始,逐渐加量,见效了就要立即停药,以免发生中毒和损伤人体正气,如牵牛子、大戟、芫花、巴豆、乌头等,应该严格按照医嘱给药,并密切观察脉象、血压、呕吐、腹痛等情况。如出现剧烈腹痛、呕吐不止、大汗淋漓、心悸气短等中毒现象,应立即停药,报告医生。

(2)观察服药后的反应。如服用泻下、驱虫药的患者,观察其大便的情况对掌握病情变化、了解药物疗效和指导如何合理用药具有一定的意义。故服药后,应对自己大便的形状、颜色、量、气味,有无虫体的排出,第一次排便时间,排便次数等情况做详细记录。一般润下剂药力比较峻猛,服药后可能出现剧烈腹痛、腹泻或恶心、呕吐等毒性反应。这类药服用 1 剂后,应密切观察大便的情况,如果大便不下或仅有几枚干燥大便,应间隔 4 小时以后方可再服药;如果大便变稀,表明已达到疗效要求,应立即停止给药,以免过大剂量伤脾胃。

(3)口服中药或成药引起过敏是较常见的不良反应。如出现全身皮肤发红、瘙痒、起水疱,面部水肿,头痛、头晕,胸闷、心悸,口腔溃疡,肾功能损害,药物依赖及胃肠道症状等。一旦出现过敏症状,应立即停药,大部分可痊愈。服用不当或长期服用引起不良反应的中药或中成药有安宫牛黄丸、保济丸、六神丸、复方丹参片、牛黄解毒片、冬虫夏草、鹿茸、人参、西洋参、珍珠粉、何首乌、板蓝根、穿心莲、川芎、海藻、海带、甘草、金钱草、番泻叶等。

(4)其他:如胖大海泡服致尿血、小腹胀痛,应立即停药,对症处理;枇杷叶未经去毛致咳嗽、喉头水肿,应立即停药,对症处理。

18. 服用中成药有什么特殊要求?

中成药服用方法要按各种疾病区分,其中大有讲究。中成药一般用白开水送服,有些药物则需要特殊服法,以提高治疗效果。

(1)黄酒送服　黄酒送服治跌打损伤、风寒湿痹、腰腿肩臂疼痛,气滞血瘀、中风手足不遂等疾病的中成药,如云南白药、七厘散、独一味、牛黄醒消丸、追风透骨丸、华佗再造丸、三七片等,可用黄酒送服。黄酒有通经活血、散寒的作用。用量因人而宜,一般在 20 ~ 25 毫升。

(2)淡盐汤送服　淡盐汤送服治疗肾亏、腰膝酸软乏力、肾虚等疾病的中成药,如六味地黄丸、杞菊地黄丸、知柏地黄丸、七味都气丸、健康滋肾丸、健步虎潜丸、全鹿丸、左归丸、右归丸等,宜用淡盐汤送服。食盐能引药入肾,使用疗效更显著。一般用 250 毫升水,加 1 克盐。

(3)沸水泡饮 沸水泡饮感冒冲剂,必须用沸水冲泡后服用。午时茶也要用沸水泡饮,疗效明显。此外,治疗流感的中成药,如板蓝根冲剂、柴胡冲剂,也要用沸水。

(4)温开水送服 感冒分普通感冒和流感两种。普通感冒临床又分风热、风寒,用药各有不同。一般来说,治疗感冒的药如银翘片、桑菊饮、羚羊感冒片、伤风败毒散、清开灵片,均可用温开水送服。

(5)姜汤或米汤送服 姜汤或米汤送服治疗风寒表证、肺寒、脾胃虚寒等的中成药,如藿香正气片、保和丸、香砂养胃丸等,可用姜汤送服。姜有散寒、温胃、止呃等作用。补气、养肠胃、健脾、利膈、止渴等的中成药,如更衣丸、麻仁丸、消渴丸、回神丸等,可用米汤送服。米汤富有营养,具有保护胃气的作用。

此外,在使用含有西药成分中成药的时候,要注意不能使用同种成分的西药或随意加大该中成药的剂量,以免重复用药或用药过量;同时也要注意和其他西药联用的药物相互作用,以防降低药物疗效和出现药物不良反应。

19. 中草药药渣能不能再次利用?

许多人选择吃中药,可是吃中药,会有中药渣,大多数人会选择把中药渣倒掉。其实中药渣可以再利用,比如泡脚、热敷都是不错的选择。外用药渣要怎样正确用药,才能达到治疗效果呢? 需要注意以下几个问题。

(1)热敷、泡脚的药最好是每晚睡前用。饭后半小时不要用药,因为饭后血液需要流向消化系统帮助消化。

(2)热敷、泡脚的时间以 15 ~ 20 分钟最适宜,高血压患者、老年人时间不宜太长。有皮肤过敏、有伤口者不可用。

(3)药渣泡脚后,应该用清水洗干净双脚,避免药液色素沉留。

(4)含有毒性的中药渣,不能用来外敷、泡脚,应该倒掉,以免中毒。用药之前,最好咨询医生药有没有毒性,以确保用药安全。

(5)外用药渣的用法因人而异,若发现有不适感,应该立即停止运用。

20. 什么是药酒? 有什么特点?

将药物浸在白酒或黄酒中,使药物的有效成分溶解于酒中,制成的酒称为药酒。药酒有温经通脉、促进血液循环、增强药效的作用。

21. 药酒有哪些种类及作用?

常见的药酒可分为补益类(如人参酒)、健骨壮筋类(如五加皮酒)、祛风湿类(如风湿药酒)、肺痨久咳类(如蛤蚧酒)、治恶疮类(如蝮蛇酒)及外用的跌打损伤类等。药酒外用可活血化瘀、舒筋活络、消肿止痛,主要用于运动系统损伤的治疗,如关节跌打损伤、肌肉劳损,以及风湿、神经炎等疾病。

22. 如何制备药酒?

制备药酒过程如下:

(1)选择品质较佳的酒,以不低于60度为宜。

(2)将药物去除杂质,炮制加工,若为民间流传药方,应先请教医生,确认安全可服后方可制备。

(3)根据具体情况选择不同的制作方法,制成药酒。

23. 泡药酒应选哪些酒?

一般的饮用酒,如白酒、黄酒都可用来泡药酒,但啤酒、红酒除外。

24. 宝宝怎么服用中药颗粒剂?

中药颗粒剂,就是所谓的免煎颗粒,是用水冲服的,就像感冒冲剂一样,以其简单便于服用的优点而广泛应用于临床,受到许多不愿意给宝宝打针、输液家长的一致欢迎。工作中,我们发现对中药颗粒剂的服用方法,家长存在许多误区,那就让我们来了解一下宝宝颗粒剂的正确服用方法。不管您拿到的是中药复方颗粒剂还是单味配方颗粒剂,首先需要拿出一剂颗粒剂,核对药物名称,看药品是否齐全,以免漏服。核对无误后,打开包装袋,倒入干净无水的容器内如一次性纸杯,均匀地摇晃,使药品充分融合。将混匀的颗粒分成 3 份,即早、中、晚 3 份,取其中一份,用 40～60 ℃温水冲泡,搅拌均匀,颗粒充分溶解后即可服用。

25. 怎么正确给宝宝喂药?

给宝宝喂药对家长来说,既是体力劳动又是脑力劳动,经常是各种招数都用尽了,有捏着鼻子暴力硬灌的,有把药放到奶里试图瞒天过海的,一家人上阵也搞不定一个又哭又动的小家伙。其实给宝宝喂药姿势是有讲究的,要用大毛巾裹住宝宝的胳膊和腿,将宝宝抱在膝盖上,把宝宝的两条腿夹在成人的两腿之间,一只手臂约束宝宝的身体,另一只手臂给宝宝喂药。也可以一个成人温和地约束宝宝,另一个成人喂药。喂药时将宝宝的头部轻微后仰,轻轻压迫宝宝脸颊使口张开,用喂药器对准牙龈和脸颊之间,一次给予少量药物,注意不要给得太多太快。掌握了正确的喂药姿势再加上用一些喂药神器如注射器、喂药器或安抚奶嘴喂药器,给宝宝喂药也可以很轻松。

26. 宝宝喝中药时吐药了怎么办? 是否需要补服?

宝宝吐药也是比较常见的,因为中药味道比较重,有时候成人也难以接受,更何况味觉敏感的宝宝呢? 那么宝宝吐药后需要补服吗? 一般来说,服用药物的效用为 30 分钟,如果在 1 小时内大量呕吐,则给予口腔清洁漱口后再补服一剂;若超过 1 小时后呕吐,则不需要补服。

(侯爱华　郭丽姝)

(二)外用中药制剂的正确使用

1. 什么是外用中药?

在中医基础理论的指导下,根据疾病的在表在里、虚实寒热、在脏在腑、标本缓急,选用不同的方药和方法,以达到扶正祛邪、阴阳调和、恢复健康的目的。

2. 外用中药有哪些作用?

外用药分别具有解毒消肿、生肌收口、止血、杀虫、止痒、发泡等作用。

部分药物往往同时具有上述某几种功能；有些药物还具有补火壮阳、祛风通络、泻下通滞、散瘀定痛、破结消症、消痰定喘、镇惊、截疟、开窍等内治作用。如外敷如意金黄膏清热解毒、消痈散结治疗疗、疮、疖、痈；跌打损伤外敷云南白药以活血通络、消肿止痛。

3.中药常用外用方法有哪些?

有以下几种。

(1)药浴疗法(图2-1)。

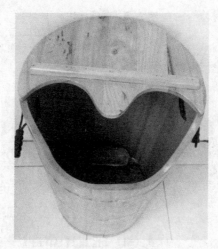

图2-1　药浴疗法

(2)熏蒸疗法(图2-2)。

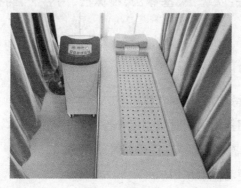

图2-2　熏蒸疗法

(3)敷贴疗法(图2-3)。

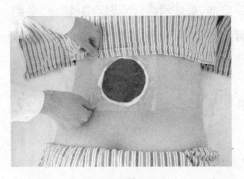

图2-3 敷贴疗法

(4)药枕疗法(图2-4)。

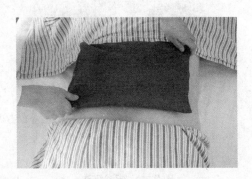

图2-4 药枕疗法

(5)其他疗法:吹鼻法、塞鼻法、嚏鼻法、滴鼻法、药兜法、含漱法、坐药法。

4. 外用中药的注意事项有哪些?

(1)忌烟酒,忌辛辣、鱼腥食物。

(2)不宜在用药期间同时服用温补性中药。

(3)儿童、年老体弱者应在医师指导下使用。

(4)脾虚大便溏泄者慎用。

(5)咽喉肿痛者,喷药时不要吸气,防止把药粉呛入气管。

(6)严格按照用法用量使用,用药3天症状无缓解,应去医院就诊。

(7)对中药过敏者禁用,过敏体质者慎用。

(8)性状发生改变时禁止使用。

(9)儿童必须在成人监护下使用。

(10)请将外用中药放在儿童不能接触的地方。

5. 什么是药浴疗法?

在中医中,药浴法是外治法之一,即用药液或含有药液的水洗浴全身或局部的一种方法,其形式多种多样。洗全身浴称"药水澡";局部洗浴的又有烫洗、熏洗、坐浴、足浴等之称,尤其烫洗最为常用。药浴用药与内服药一样,需要遵循用法原则,辨病辨证选药。即根据各自的体质、时间、地点、病情等因素,选用不同的方药,各司其属。煎药和洗浴的具体方法也有讲究:将药物粉碎后用纱布包好(直接把药物放在锅内加水煎取亦可)。制作时,加清水适量,浸泡20分钟,然后再煮30分钟,将药液倒进盆内,待温度适度时即可洗浴。在洗浴中,其方法有先熏后浴之熏洗法,也有边擦边浴之擦浴法。

6. 药浴的作用原理是什么?

内治、外治都离不开中医基础理论的指导,根据疾病的在表在里、在脏在腑、虚实寒热、标本缓急,选用不同的药浴方药和方法,从而达到扶正祛邪、阴阳调和、恢复健康的目的。清代名医吴师机说:"外治之理,即内治之理;外治之药,亦即内治之药,所异者,法耳。医理药性无二,而法则神奇变幻,上可以发泄造化五行之奥蕴,下亦扶危救急,层见叠出不穷。"阐述了外治与内治机制统一的原则,也说明了药浴作用的基本原理。

7. 药浴疗法的注意事项有哪些?

(1)有严重哮喘病者应避免使用或遵医嘱。

(2)有中度以上高血压、低血压病史,心脏功能不全者慎用。

(3)皮肤有较大面积创口时应慎用。

(4)女性孕期及月经期间避免使用。

(5)具有严重过敏史者慎用。

8. 中药熏药是怎么回事?

中药熏药是利用药物煎汤腾热在皮肤或患处进行熏蒸、淋洗和浸浴的治疗方法。

9. 熏洗疗法的作用有哪些?

(1)皮肤吸收作用　熏洗疗法就是通过药物的渗透性和皮肤的吸收功能使药物进入体内。熏洗时,湿润的药物能增加水合作用和皮肤的通透性,能加速皮肤对药物的吸收能力。

(2)经络调衡作用　人体是一个有机的整体,而十二经脉,内属于脏腑,外络于肢节,与十二经络、奇经八脉等经脉沟通,纵横交错,遍布全身;与体表皮肤、器官、四肢、百骸等组织紧密相连,同时又能行气血、营阴阳、满筋脉、利关节。因此,在体表给药,经皮肤吸收后,通过不同方药之气味,经络血脉系统的调节或神经反射而起到纠正脏腑功能紊乱、治疗疾病的作用。

(3)脏腑输布作用　人体的体表与脏腑是经络相连、表里相属的。当不同的药物贴近皮肤的某一部位或病灶处,其药物的气味,经皮肤吸收后,由经脉入脏腑,再通过脏腑的输布作用,布散于五脏六腑乃至全身,直达病所,从而达到防病治病的目的。

(4)药物刺激作用　利用熏洗时一定的药温,使皮肤温度升高,并利用具有一定刺激性作用的药物,使局部血管扩张,促进血液及淋巴液循环,改善周围组织的营养,从而达到消炎退肿的效果。

(5)局部药理效应作用　熏洗用药,可产生全身性药理效应和局部性药理效应作用。尤其是对于局部性疾病,药物贴近病灶,药力集中,可起到治疗和保健作用。又可利用熏洗局部(患处),将药物作用于局部组织,使局部组织内的药物浓度高于其他部位,直达病灶而起到清热解毒、消肿止痛、祛风止痒、拔毒祛腐等作用。

10. 熏洗疗法适用于哪些疾病?

(1)外科疾病　痈、丹毒、蜂窝织炎、急性淋巴管炎、血栓性脉管炎、龟头包皮炎、慢性溃疡病、软组织损伤、骨折、腰痛、颈肩痛、关节炎、痔、肛瘘、肛门直肠周围脓肿、象皮腿、脱肛等。

(2)内科疾病 风湿性关节炎、面神经麻痹、肢端动脉痉挛等。

(3)皮肤科疾病 脓疱疮、毛囊炎、湿疹、手足癣、发癣、股癣、牛皮癣、寻常疣、神经性皮炎、脂溢性皮炎、接触性皮炎等。

(4)妇科疾病 阴部瘙痒病、滴虫性阴道炎、子宫脱垂等。

(5)眼科疾病 睑腺炎、急性结膜炎、沙眼急性发作等。

11. 熏洗疗法的禁忌证有哪些?

(1)动脉硬化症、肾病者。

(2)女性孕期及月经期间均不能进行熏洗。

(3)饱食、饥饿,以及过度疲劳时,均不宜洗浴。

(4)对中药过敏者。

12. 熏洗疗法的注意事项有哪些?

(1)熏洗时温度要适中,一般以 40~50 ℃为宜,过高易烫伤皮肤,过低则又影响疗效。注意在熏洗时如果药温过高,切不可加用冷水降温。

(2)根据熏洗部位,选用合适物品。如眼部,在治疗碗内盛药液,上盖有孔纱布,患眼对准小孔进行熏洗;外阴部取坐浴盆,椅上盖有孔木盖,坐在木盖上进行熏蒸,必要时可在浴室内进行。

(3)洗浴时要注意保暖,避免受寒、吹风,洗浴完毕应立即擦干皮肤,避免浴后受寒。

(4)饭前饭后 30 分钟内不宜熏洗,空腹洗浴易发生低血糖休克;饭后饱腹洗浴则影响食物消化吸收,其余时间均可。

(5)夏季要当日煎汤当日使用,煎液不可过夜,以免发霉变质而影响治疗效果和发生不良反应。

(6)包扎部位熏洗时,应揭去敷料,熏洗完毕后,更换灭菌敷料。

(7)年老者及心、肺、脑病,体质虚弱及水肿者不可单独熏洗且熏洗时间不宜过长,以防虚脱。

（8）治疗期间应禁烟限酒，忌食辛辣、油炸等辛热之物和鸡、鱼、虾等发物，婴儿忌食牛奶、鱼肝油等物。

（9）全身熏洗过程中，如发生头晕及不适时，应停止操作，让熏洗者卧床休息。熏洗时若发现皮肤过敏，应立即停止熏洗，并给予对症处理。有皮肤破损者或随病位病情宜选用适宜的用药方法。

（10）禁忌口服，并且防止溅入口、眼、鼻中。头面部、腰骶部及某些敏感部位，不宜选用刺激性太强或腐蚀性的药物。小儿皮肤嫩薄，尤其不宜。孕妇对某些药物，如麝香等药应忌用，以免引起流产等不良后果。

（11）对年老体弱或幼小儿童，不宜单独洗浴，须有人帮助其熏洗，且洗浴时间不宜过长。眼部熏洗用药，一定要先过滤，后熏洗，以免药渣进入眼内而发生意外。对病情较严重者，熏洗时要有专人陪护，避免烫伤、着凉或发生意外伤亡。

13. 疾病都可以通过熏洗疗法进行治疗吗？

熏洗疗法对于某些复杂的病症也有一定的局限性，可在医生指导下搭配内服药物同时使用，并搭配饮食疗法、合理的作息习惯等进一步提高治疗效果。

14. 中药熏洗疗法只能在医院接受吗？如果在家中进行中药熏洗，应注意哪些问题？

中药熏洗疗法简单易行，便于操作，只要有医务人员的正确指导，是可以在家中自行操作的。如果在家中自行进行治疗，要注意避免烫伤，严格按照医务人员的嘱咐进行熏洗治疗。在治疗期间应注意观察局部皮肤情况，如遇任何不适应及时就医。

15. 中药药枕是怎样起作用的？

药枕疗法是将具有舒经活络、调畅气血、芳香开窍、益智醒脑、强壮保健等作用的药物经过炮制后装入枕芯，制成药枕。通过药物作用于经络、血管、神经，达到防治疾病和延寿抗衰的目的。

16. 在家做的药枕应该注意什么?

(1)定期翻晒枕芯,定期更换药物　由于中药易吸附人体的汗气,容易发霉,特别在夏季,应经常放在通风处翻晒。但切忌将药枕放在太阳光下暴晒,以免药物气味挥发过快。一般药枕枕芯以 1 个月更换 1 次为宜。

(2)使用药枕时间不宜太短　药枕保健不同于内服药物,作用缓慢,一般要连续使用 3~6 个月后,效果才会明显,疗效才能巩固稳定。每晚用枕时间不应少于 6 小时,时间太短也会影响疗效。

(3)药枕与治疗部位隔层不宜过厚　药枕的枕芯上面不宜垫放太多的东西,以免影响药物作用的发挥。应把药枕直接放在枕巾下面或在药枕上垫放较薄的东西。

(4)因人而异　药枕要根据辨证施治的原则来选择制作。例如,虚寒证候的人不宜长时间使用气味寒凉的药物作枕。枕内物宜选用辛香平和、微凉之品,以植物花、叶、茎为好,不宜使用大辛大热、大寒及浓烈之物。选药时慎用动血、破血之品。需特别提醒的是,阳亢阴虚患者、孕妇及小儿禁用。对于药效强、药力猛的治疗性药枕,如治疗风湿、类风湿的药枕,不可滥用于常人保健。有条件者,最好在中医养生康复医师的指导下选用。

(袁 冬)

三、中医护理技术篇

（一）刮痧护理基本常识

1. 刮痧疗法起源于什么时候？

刮痧疗法是祖国医学宝贵的遗产之一，其实早在旧石器时代，人们就知道使用刮痧来治疗疾病，当时条件有限，人们患病时只是本能地用手或者其他物品通过敲打等方法刺激身体的某一个部位，有时误打误撞使疾病得到缓解，这就是刮痧的雏形，最早记录这一疗法的是元代医家危亦林撰写的《世医得效方》。

2. "痧"到底是什么？

"痧"是指循经走穴刮拭后，在皮肤上出现的多形多彩的痧点、痧斑。近年来，许多医务工作者对于"痧"字的解释又做了进一步的探讨，发现许多疾病在其病程中，由于细菌病毒的侵害，产生毒素、毒性的物质，大多可见到黏膜、肌肤之下呈现充血或充血点状如沙粒，或散在，或密集，或积聚成片，或融合成斑块。因此中医就以"痧"字来命名这些病症，并通称"痧证"。同时还把这些毒素叫"痧毒"。当机体脏腑功能减退，发生疾病时，代谢产物不能及时排出体外，在体内出现不同程度的潴留，成为危害机体健康、导致体内环境失衡的内毒素。这些毒素使毛细血管通透性异常，刮拭时造成毛细血管破裂，故有"痧"的出现，出痧的过程就是排除体内毒素的过程。因此可见"痧"是渗出脉外的含有大量代谢废物的离经之血。

3. 刮痧疗法会不会像电影《刮痧》里演的那样可怕呢？

看过《刮痧》这部电影的人有可能对电影中的部分情节感到惊讶，影片中外国人不懂得中国人的这种特殊的治病方法,把刮痧看作一种非人道的行为,误以为刮痧是一件难以接受的事情。其实通过刮痧皮肤表面会出现痧斑,这在中医刮痧理论中是一种非常正常的自然反应,痧斑一般在3~5天内自然完全消退。而且在刮痧前,会先在被刮者的施术部位涂抹刮痧油,避免发生皮肤损伤。只要手法得当,基本上不会出现剧烈的疼痛。

4. 刮痧疗法有理论依据吗? 作用机制是什么?

也许会有人说,刮痧是不是随便刮刮就行了? 其实刮痧是以中医脏腑经络学说为理论指导的,集针灸、按摩、点穴、拔罐等非药物疗法,通过刮痧板蘸取刮痧油在局部皮肤上反复刮拭,使局部皮肤发红充血,从而起到醒神救逆、解毒祛邪、活血化瘀、疏经通络、清热解表、行气止痛、调整阴阳的功效。刮痧是有系统的理论指导的。千万不能乱刮哦。

5. 听说刮痧用手边的硬币就可以,是真的吗?

是真的。凡是边缘钝滑的器具均可用于刮痧,如光滑的木梳、牛角梳、瓷勺、瓷盘边、瓷酒杯、硬币等。目前在市面上常用的刮痧板有水牛角刮痧板、砭石、虎符铜砭等,其中以水牛角刮痧板居家最常见。

6. 刮痧疗法有啥副作用呢?

刮痧过程中不需要任何药物,只是在局部皮肤表面刮拭,就可以达到改善微循环、活血化瘀、治疗疾病的效果,是一种天然无毒的绿色疗法。

7. 听说刮痧疗法可以保健,能治疗疾病吗?

可以的。

(1)预防保健作用 刮痧疗法的预防保健作用又分为健康保健预防与疾病防变两类。刮痧疗法的作用部位是体表皮肤,皮肤是机体暴露于外的最表浅部分,直接接触外界,且对外界气候环境等变化起适应与防卫作用。皮肤之所以具有这些功能,主要依靠机体内卫气的作用,卫气调和,则"皮肤调柔,腠理致密"。健康人常做刮痧(如取背俞穴、足三里穴等)可以增强卫气,卫气强则护表能力强,外邪不易侵表,机体自可安康。若外邪侵表,就会出现恶寒、发热、鼻塞、流涕等表证,及时刮痧(如取肺俞、中府穴等)可将表邪及时去除,以免表邪侵入五脏六腑而生大病。

(2)治疗作用　活血化瘀。刮痧可调节肌肉的收缩和舒张,使组织间压力得到调节,以促进刮拭组织周围的血液循环,增加组织血流量,从而起到活血化瘀、祛瘀生新的作用。

1)调整阴阳:刮痧可以改善和调整脏腑功能,使脏腑阴阳得到平衡。如肠道蠕动亢进者,在腹部和背部等处使用刮痧手法可使亢进者受到抑制而恢复正常,反之,肠道蠕动功能减退者,则可促进其蠕动恢复正常。

2)舒筋通络:刮痧可以放松紧张的肌肉,消除肌肉疼痛,消除了疼痛病灶,肌肉紧张也就消除;如果使紧张的肌肉得以松弛,则疼痛和压迫症状也可以明显减轻或消失,同时有利于病灶修复。

3)信息调整:刮痧产生各种刺激或各种能量,并且以传递的方式作用于体表的特定部位,产生一定的生物信息,通过信息传递系统输入相关脏器,对失常的生物信息加以调整,从而起到对病变脏器的调整作用,这也是刮痧治病和保健的依据之一。

4)排除毒素:刮痧过程可使局部组织形成充血,血管、神经受到刺激使血管扩张,血流及淋巴液增快,吞噬作用及搬运力量加强,使体内废物、毒素加速排出,组织细胞得到营养,从而使血液得到净化,增强全身抵抗力,进而减轻病势,促进康复。

5)行气活血:气血(通过经络系统)的传输对人体起着濡养、温煦等作用。刮痧作用于肌表,使经络通畅、气血通达,瘀血化散,局部疼痛得以减轻或消失。

8.哪些因素会影响刮痧的效果?

(1)刮痧前应消除紧张的情绪。

(2)检查刮痧板边缘是否光滑、安全,必要时做好消毒工作。

(3)适宜的环境,应在空气新鲜、冷暖适宜的室内进行刮痧,注意保护患者隐私,应避免空调和风扇的冷风直吹。

9. 刮痧疗法是不是把毛细血管弄破后的皮下出血？会不会损伤血管？

不是的。在微循环障碍的部位进行刮痧，刮痧板向下的压力挤压毛细血管，血液便从毛细血管壁间隙渗透、外溢到皮下组织间隙，这就是中医理论中所讲的出痧过程。当刮痧板停止对皮肤施压时，出痧情况立即停止。倘若是血管破裂，流血不会立即停止，可见刮痧并不会损伤血管，更不会将血管刮破。

10. 刮痧疗法会不会损伤身体正气？

有一些人刮痧以后，会感觉累、睡眠相当好，就认为这是损伤身体正气的表现。这是错误的认识。刮痧疗法其实是以调动自身阳气来达到扶正祛邪的目的。打个比方，1 000 米长跑后，把全身气血都调动起来了，您也会觉得很累，难道这也是伤阳气了吗？以通为治，以通为补，以通为泻，刮痧治疗的过程中，它的落脚点就在"疏通"二字上。所谓"流水不腐，户枢不蠹"，大禹治水的智慧就是采用疏通的方法让水有归舍和出处，从而达到治理的目的。人体有神经系统、血液系统、淋巴系统等，各种淤堵会造成各种疾病。如果能做到经络通、血管通、淋巴通、神经通，全身所有的通道都打通了，疾病自然能够化解。

(二)刮痧操作护理问题

1. 在家可以自己刮痧吗？刮痧时怎样握板？

刮痧操作简单，操作手法容易掌握，可以在家自己操作。但易学难精，需要大量的中医理论知识来进行辨证，才能达到好的疗效。刮痧时握板的方法见图3-1。

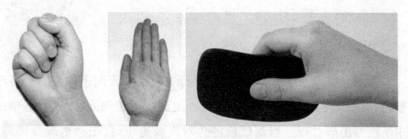

图 3-1　握板方法

2.刮痧疗法的运板方法有哪些?

(1)面刮法　用手持刮痧板,刮拭时用刮痧板的 1/3 边缘接触皮肤,刮痧板向刮拭的方向倾斜 30°～60°,以 45°角应用最为广泛,利用腕部力量多次向同一方向刮拭,有一定刮拭长度(图 3-2)。这种手法适用于身体比较平坦的部位、经络和穴位。

(2)角刮法　用刮痧板角部在穴位自上而下刮拭,刮痧板面与刮拭皮肤呈 45°角倾斜,这种刮法多用于肩部的肩贞穴,胸部的膻中穴、中府穴、云门穴,颈部的风池穴等穴位,因为接触面积较小,所以要特别注意防止因用力过猛而损伤皮肤(图 3-3)。

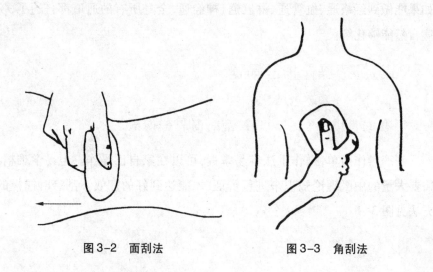

图 3-2　面刮法　　　　　　　　图 3-3　角刮法

(3)厉刮法　使刮痧板角部与穴位呈 90°角,并施以一定的压力,刮痧板始终不离皮肤,做短距离(约3.3厘米)前后或左右摩擦刮拭。这种刮拭方法适用于头部全息穴区的诊断和治疗(图3-4)。

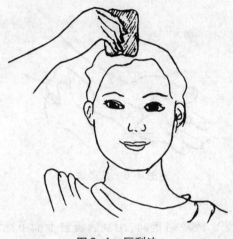

图3-4 厉刮法

(4)点按法 用刮板角呈90°角垂直向下按压,由轻到重,逐渐加力,片刻后猛然抬起,使肌肉复原,多次重复,手法连贯。这种手法适用于无骨骼的软组织处和骨骼凹陷部位,如人中穴、膝眼等(图3-5)。

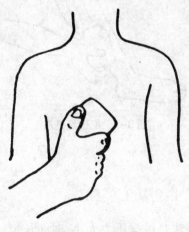

图3-5 点按法

(5)按揉法 用刮痧板的角部呈20°角倾斜按压在穴位上,做柔和的旋转运动,刮痧板角平面始终不离开所接触的皮肤,速度较慢,按揉力度应渗透至皮下组织和肌肉。常用于对脏腑有强壮作用的穴位,如合谷穴、足三里、内关穴等(图3-6)。

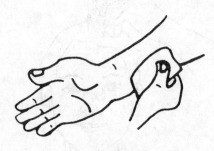

图3-6　按揉法

(6)梳理经气法　按经络走向,用刮痧板自上而下循经刮拭,用力轻柔均匀,平衡和缓,连续不断。刮拭面宜长,一般从肘膝关节部位刮至趾指尖。常用于刮痧结束后或保健刮痧时对经络进行整理调整,松弛肌肉,消除疲劳(图3-7)。

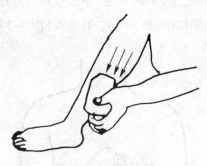

图3-7　梳理经气法

3. 刮痧疗法的操作手法有哪些?

(1)刮痧的补泻手法是根据压力大小、时间长短、刮拭方向和速度快慢等多个因素来区分。分为补法、泻法和平补平泻法3种操作手法,根据患者的病情和体质灵活应用。

(2)一般认为速度快、按压力大、刺激时间短为泻。

（3）速度慢、按压力小、刺激时间长为补。

（4）速度适中、按压力适中、刺激时间介于补泻之间为平补平泻。

4. 刮痧时有没有体位要求?

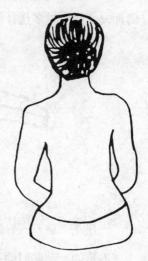

选择合适的体位不仅便于刮痧者操作,还能使被刮拭者的肌肉放松,使刮痧效果更加明显。

（1）坐位 被刮拭者反坐在椅子上,尽量放松。多用于对头面部、颈项、肩部、上肢和背部区域的刮拭。常见的头痛、感冒、颈痛、肩痛等刮痧时多选择坐位(图3-8)。

图3-8 坐位

（2）仰卧位 被刮拭者面朝上仰卧在床上,暴露面、胸、腹及上肢内侧。多用于对面部、胸部、腹部和上肢内侧部位的刮拭,尤其适用于老年人、妇女和全身保健者。常见的面部美容、心肺不适的胸部刮拭,腹泻、腹痛、减肥和全身保健刮痧等多选择仰卧位(图3-9)。

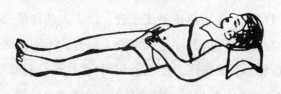

图3-9 仰卧位

（3）俯卧位 被刮拭者面部朝下,俯卧床上,暴露头、颈、背、臀及下肢后侧。多用于对头后部、颈后、肩上、背腰、臀部,以及下肢内、外、后侧的刮拭,尤其适用于全身保健时选用。常见的颈痛、肩痛、背痛、腰痛、腿痛、疲劳、失眠、全身保健或背部刮拭多选择俯卧位(图3-10)。

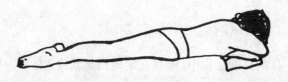

图3-10 俯卧位

(4)侧卧位 被刮拭者侧身躺于床上,暴露另一侧半身及身体前后。多用于对肩部、臀部和下肢外侧的刮拭。常见的肩周疼痛、髋部疼痛及下肢一侧骨关节疼痛时多选择侧卧位(图3-11)。

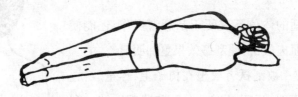

图3-11 侧卧位

5. 刮痧时力度是不是越大越好?

不是的。刮痧时除了向刮拭方向用力外,更重要的是要对刮拭局部有一个向下的按压力,因为经脉和穴区在皮肤下有一定的深度,所以刮拭的过程中有向下的按压力才能将刮拭的作用力传导到深层组织,这样才能起到治疗作用。刮痧最忌讳不使用按压力,刮痧时只是在皮肤表面摩擦,这种刮法不但没有治疗效果,还会形成表皮水肿。由于人的体质、病情不同,治疗时按压力度也应有所不同,并不是力度越大越好。不同的部位因为局部解剖结构不同,所能承受的按压力度也不相同,在骨骼凸起部位按压,力度应适当减轻。力度大小应根据被刮拭者体质、病情及承受能力确定。正确的刮拭手法应是"徐而和"的,速度均匀,力度平稳。

6. 刮痧时速度是不是越快越好?

不是的。每次刮拭的时候速度应平稳、均匀,不要忽快忽慢。疼痛感与刮拭的速度也有一定关系,刮拭速度越快疼痛感越重,刮拭速度越慢疼痛感越轻。

7. 刮痧时对刮拭的长度有没有要求?

有要求。在刮拭的过程中,应有一定的刮拭长度,为13～16厘米,如需刮拭的经脉较长,可分段刮拭。重点穴位的刮拭除凹陷部位外,也应有一定长度,一般以穴位为中心,上下总长度13～16厘米,在穴位处重点用力。在刮拭过程中需在一个部位刮拭完毕后,再刮拭另一个部位,同一部位不能反复刮拭,以防刮破皮肤。

8. 刮痧的方向是什么?

对于刮拭的方向问题,原则上按照由上而下、由内向外、由左向右的顺序刮拭,要注意刮痧时一定要单方向操作,不要来回刮拭(图3-12)。

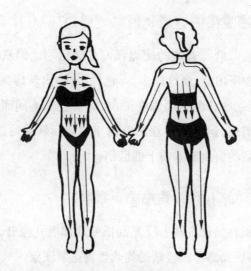

图3-12　刮痧方向

9. 刮痧的注意事项有哪些?

刮痧时,刮拭局部毛孔张开,会出现不同形色的痧,病邪、病气也随之外排,从而使人体正气也有少量消耗。所以,刮痧时会有一些注意事项,请大家谨记,会使刮痧效果更加显著。

(1)刮痧时应避风和注意保暖　室温低的时候应尽量减少暴露的部位,高温时不可在风扇下吹或有对流风处刮痧。因刮痧时汗孔开泄,如果遇到风寒之邪,邪气通过开泄的毛孔直接入里,不但会影响刮痧的疗效,还会因感受风寒引发新的疾病。

(2)每次只治疗一种疾病　每次刮拭时间不能过长,严格把握每次只治疗一种病症的原则,不可连续大面积出痧治疗,以保护正气。

(3)刮痧后饮一杯热水 刮痧后汗孔开泄,邪气外排,要消耗体内的部分津液,刮痧后饮一杯热水,不仅能补充消耗的水分,还能促进新陈代谢。

(4)刮痧后的洗澡时间 刮痧后为避免风寒之邪侵袭,需等到皮肤毛孔闭合后才能洗澡,一般约为 3 小时后。但是在洗澡的过程中是可以刮痧的,洗澡过程中毛孔微微开泄,这时刮痧效果更加显著,但是要注意防寒保暖。

10. 刮痧后感觉出的痧斑和瘀血一样,它们有什么区别呢?

从表面上看貌似痧与普通的瘀血没有什么区别。但从本质上看,两者截然不同。外伤皮下出血,血量较多,血色鲜红,会出现疼痛、运动障碍。但刮痧出痧时血量很少,痧色会因病变部位、病情轻重不同而各异,出痧后原有的疼痛减轻或消失,运动障碍逐渐恢复正常。刮痧前后的变化及出痧的规律说明痧与一般的瘀血有本质上的区别。

11. 刮痧后局部有轻微灼热感正常吗?

刮痧时刮痧板在局部皮肤上反复刮拭使局部毛孔张开,血液循环加快,局部充血,故刮痧后局部出现轻微的灼热感为正常现象。

12. 刮痧后痧瘢一般多久会消退?

不要大惊小怪,正确看待刮完后的"痧"。

(1)刮痧后30分钟左右,皮肤表面的痧逐渐融合成片,深层的包块样痧逐渐消失,并逐渐由深部向体表扩散,而深部结节状痧消退比较缓慢,不论是哪一种痧,在刮拭后12小时之后,皮肤的颜色均成青紫色或青黑色。

(2)刮出的痧一般5~7天即可消退。痧消退的时间与出痧的部位、痧的颜色和深浅(即疾病的病位、病性)有密切关系,胸背部、上肢及皮肤表面、颜色比较浅的痧消退较快,下肢、腹部、颜色深的痧及皮肤深部的痧消退比较缓慢。阴经所出的痧较阳经消退缓慢,一般会延迟2周左右。

13. 常见的痧象有哪几种?

痧象主要出现在除面部以外的其他部位,是一种正常的生理反应。一般有下面几种情况。

(1)刮拭后,未出现明显的痧象或只有少量红点,表明被刮拭者既往体健。

(2)痧象鲜红呈玫瑰色、大面积,表明被刮拭者体内血热或体内蕴热。

(3)痧象鲜红并伴有痛痒,表明被刮拭者体内有风热。

(4)痧象色暗或发紫,表明被刮拭者体内气血瘀滞。

(5)痧象发黑或呈黑紫色,天气寒冷时肌肤疼痛,表明体内多血瘀或风寒。

(6)痧象在皮肤上出现不久,有少量液体分泌,表明被刮拭者体内有湿。

(7)在刮痧过程中,痧象由深转淡,由暗转红,斑块由片变点,表明病情转轻治疗有效。

14. 所有人都会出痧吗? 若不出痧必须要刮出痧吗?

刮痧时,不必过分追求痧的出现,因为出痧情况受多方面因素的影响。患者的体质、病情、寒热虚实状态、平时服用药物的多少及室内的温度都是影响出痧的因素。

(1)一般情况下,实证、热证比虚证、寒证容易出痧;血瘀之证出痧多;虚证出痧少;服药多者,特别是服用了激素类药物者,不易出痧;肥胖之人与肌肉丰满发达者不易出痧;阴经和阳经比较,阴经不易出痧;室温较低时不易出痧。

(2)出痧多少与治疗效果不完全成正比。如实证、热证出痧多少与疗效关系密切,而对不易出痧的病证和部位只要刮拭方法和部位正确,就有治疗效果。

（三）刮痧常用部位及刮痧手法

1. 刮痧的适应证有哪些?

刮痧的适应证很广泛,对内科、外科、皮肤科、妇科、儿科、五官科、骨科等疾病都有效。再加上选经配穴、辨证施术使刮痧治疗范围更宽。刮痧对于疼痛性疾病、脏腑神经失调的病症具有显著的疗效,但对于危重患者和较复杂的疾病,还是应该优先采用药物和其他手段来治疗。

2. 刮痧那么好,身体的各个部位都能刮痧吗? 禁忌证有哪些?

不是的。

(1)患者身体瘦弱,皮肤失去弹力,或背部脊骨凸起,最好不要刮痧或不宜在背部刮痧。

(2)患者有心脏病,如心肌梗死、心绞痛,或患有水肿病、血友病,或有出血倾向,均不宜刮痧。

(3)少儿体弱者、老年体弱多病者禁刮。

(4)小儿囟门未合者禁刮。

(5)皮肤有感染疮疖、溃疡、瘢痕或有肿瘤的部位禁刮。

(6)经期、妊娠期下腹部要慎刮或禁刮,极度虚弱、消瘦者慎刮,患有心血管疾病患者慎刮,过饥、过饱、过度疲劳者禁刮。

(7)有出血倾向的疾病,如血小板减少症、白血病、过敏性紫癜等则不宜用泻刮手法,宜用补刮或平刮法。如出血倾向严重,则暂不用此法。

(8)新发生的骨折部位不宜刮痧,须待骨折愈合后方可在患部补刮。外科手术瘢痕处亦应在 2 个月后方可局部刮痧。恶性肿瘤患者手术后,局部瘢痕处慎刮。

(9)化脓性炎症、渗液溃烂的局部皮肤表面(如湿疹、疱疹、疔、疖、痈、疮等病症),以及传染性皮肤病的病变部位禁刮,可在皮肤病变处周围刮拭。

(10)有起因不明的肿块及恶性肿瘤的部位禁刮。

(11)下肢静脉曲张者,宜由下而上采取适当手法刮拭,手法要轻;血小板低下者(容易出血不止)、病危的患者要谨慎刮拭。

3. 头部能刮痧吗？方法及注意事项是什么？(视频：头部刮痧)

刮拭头部具有改善头部血液循环、疏通全身阳气等作用,可预防和治疗脑栓塞、神经衰弱、头痛(各种类型)、高血压、眩晕、记忆力减退、头发早白、感冒、脱发等。

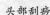

头部刮痧

（1）头部刮痧的方法(图3-13)

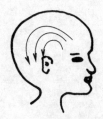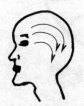

刮痧百会到
上星

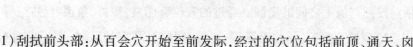

图3-13   头部刮痧

1)刮拭前头部:从百会穴开始至前发际,经过的穴位包括前顶、通天、囟会、上星、神庭、承光、五处、曲差、当阳、头临泣等。(视频:刮痧百会到上星)

刮痧太阳到
风池

2)刮拭头部两侧:从头两侧太阳穴开始至风池穴,经过的穴位包括头维、率谷、天冲、浮白、脑空等。(视频:刮痧太阳到风池)

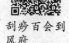

3)刮拭后头部   从百会穴开始到后发际,经过的穴位包括后顶、强间、脑户、玉枕、风府、哑门、天柱等。(视频:刮痧百会到风府)

刮痧百会到
风府

(2)头部刮痧的注意事项

1)头部刮痧时无须涂抹活血油。

2)头部刮痧时手法应采用平补平泻或补法刮拭。

3)若刮拭局部有痛、酸、胀、麻等感觉,是正常现象,坚持刮拭即可消失。

4)给患者头部刮痧时宜双手配合,一手大拇指与示指扶持患者的头维穴,一手刮拭,以保持头部稳定和安全。

4. 面部可以刮痧吗？方法及注意事项是什么？

面部刮痧主治颜面部五官病症并有养颜美容、祛斑的功效。如可治疗眼病、鼻病、耳病、面瘫、口腔疾病、雀斑、痤疮及防衰美容等。

（1）面部刮痧的方法（图3-14）

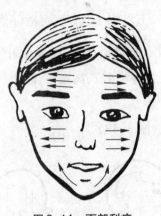

图3-14　面部刮痧

1）刮拭前额部：前额由前正中线分开，两侧分别由内向外刮拭，前额包括前发际与眉毛之间的皮肤。经过的穴位有印堂、攒竹、鱼腰、丝竹空等。

2）刮拭两颧部（承泣至巨髎，迎香至耳门、耳宫的区域）：分别由内向外刮拭，经过的穴位有承泣、四白、巨髎、下关、听宫、听会、耳门等。

3）刮拭下颌部：以承浆为中心，分别由内向外上刮拭。经过的穴位有承浆、地仓、大迎、颊车等。

（2）面部刮痧的注意事项

1）面部刮痧无须涂抹活血油。若需湿润可用水蒸气或清水（温热最佳）湿润脸部皮肤。

2）面部刮痧宜用补刮，禁用泻刮。

3）面部刮痧宜用刮痧板棱角或前缘1/3的部位刮拭，便于刮拭脸部皮肤。

4）面部刮痧以疏通经络、促进气血循环为目的，不必出痧。

5）面部刮痧宜采用时间短、力量轻、次数多（即一天数次）的刮拭方法。

5. 颈部刮痧的方法及注意事项是什么?

颈部刮痧主治病症：刮拭颈部可主治颈部病变如颈椎病，还可治疗感冒、头痛、咽炎等。

（1）颈部刮痧的方法（图3-15）

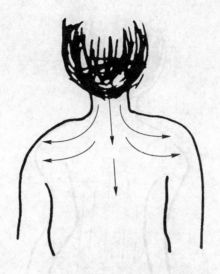

图3-15　颈部刮痧

1）刮拭颈部正中线（颈部督脉循行部分）：从哑门穴开始至大椎穴。

2）刮拭颈部两侧到肩上：从风池穴开始至肩井、巨髎穴。经过的穴位包括肩中俞、肩外俞、大椎、秉风等。

（2）颈部刮痧的注意事项

1）刮拭颈部正中线（颈部督脉循行部分）时尤其在第7颈椎大椎穴处，用力要轻柔（用补法），不可用力过重。如患者颈椎棘突突出，亦可用刮板棱角点按在两棘突之间进行刮拭。

2）刮颈两侧到肩上时，一般应尽量拉长刮拭，即从风池穴一直刮到肩井附近中途不停顿。颈部到肩上肌肉较丰富，用力可稍重，一般用平补平泻手法较多，即力量重、频率慢的手法。

6.背部刮痧的方法及注意事项是什么？

刮拭背部可治疗全身五脏六腑的病症，如刮拭心俞可治疗心脏病如冠心病、心绞痛、心肌梗死、心律失常等，刮拭肺俞可治疗肺病如支气管哮喘、肺气肿、咳嗽等。

（1）背部刮痧的方法（图3-16）

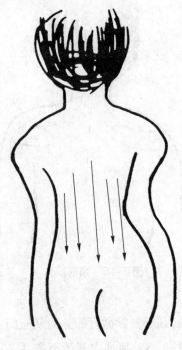

图3-16 背部刮痧

1）刮拭背部正中（胸椎、腰椎和骶椎督脉循行部分）：从大椎穴至长强穴上。

2）刮拭背部两侧（包括胸椎、腰椎和骶椎两侧）：主要刮拭背部太阳膀胱经循行的路线即脊椎旁开5厘米和10厘米的位置。

（2）背部刮痧的注意事项

1）刮拭背部正中线（背部督脉循行部分）时手法应轻柔（用补法），不可用力过大，以免伤及脊椎。身体瘦弱脊椎棘突突出者，可由上而下用刮痧板棱角点按两棘突之间进行刮拭。

2）刮拭背部两侧可视患者体质、病情用泻刮或平补平泻的刮法，用力均匀，尽量拉长刮拭。

背部刮痧不但可以治疗疾病，还可诊断疾病。如刮拭背部在心俞部位出现明显压痛或出现大量痧斑，即表示心脏有病变或预示即将出现心脏病，以此类推。

7. 胸部刮痧的方法及注意事项是什么?

刮拭胸部主治心、肺疾病,如治疗冠心病、心绞痛、心律失常、慢性支气管炎、支气管哮喘、肺气肿等。另外可治疗和预防妇女乳腺小叶增生、乳腺炎、乳腺癌。

(1)胸部刮痧的方法(图3-17)

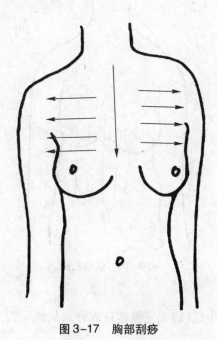

图3-17 胸部刮痧

1)刮拭胸部正中线(胸部任脉循行部分):从天突穴经膻中穴至鸠尾穴,从上向下刮。

2)刮拭胸部两侧:从正中线由内向外刮拭。

(2)胸部刮痧的注意事项

1)刮拭胸部正中线时应用力轻柔,不可用力过大。

2)刮拭胸部两侧一般采用平补平泻或补法。对于久病体弱、胸部肌肉消瘦的患者,刮拭时可用刮痧板棱角沿两肋间隙之间刮拭。妇女乳头部禁刮。

8. 腹部刮痧的方法及注意事项是什么？

刮拭腹部主治肝、胆、脾、胃、肾与膀胱，以及大、小肠病变，如胆囊炎、慢性肝炎、胃与十二指肠溃疡、呕吐、胃痛、消化不良、慢性肾炎、前列腺炎、便秘、泄泻、月经不调、卵巢囊肿、更年期综合征、不孕症等。

（1）腹部刮痧的方法（图3-18）

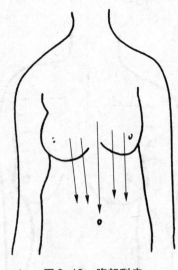

图 3-18　腹部刮痧

1）刮拭腹部正中线（腹部任脉循行部分）：从鸠尾穴至水分穴，从阴交穴至曲骨穴。

2）刮拭腹部两侧：从幽门、不容向下，经天枢、肓俞至气冲、横骨。

（2）腹部刮痧的注意事项

1）空腹或饭后半小时以内禁刮腹部。

2）脐中即神阙穴禁涂油和刮痧。

3）肝硬化腹腔积液、胃出血、腹部新近手术、肠穿孔等患者禁刮腹部。

9. 四肢刮痧的方法及注意事项是什么？

四肢刮痧可主治全身病症，如手太阴肺经主治肺脏疾病，足阳明胃经主治消化系统疾病，四肢肘、膝以下穴位可主治全身疾病。

（1）四肢刮痧的方法（图3-19）

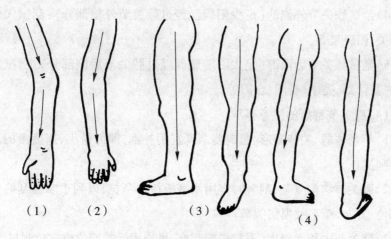

（1）　　（2）　　　　（3）　　　　　（4）

图3-19　四肢刮痧

1）刮拭上肢内侧部：从上向下（经过手三阴经，即手太阴肺经、手厥阴心包经、手少阴心经）刮拭。

2）刮拭上肢外侧部：从上向下（经过手三阳经，即手阳明大肠经、手少阳三焦、心经）刮拭。

3）刮拭下肢内侧部：从上向下（经过足三阴经，即足太阴脾经，足厥阴肝经，足、手太阳小肠经）刮拭。

（2）四肢刮痧的注意事项　四肢刮拭应尽量拉长，遇关节部位不可强力重刮。四肢皮下不明原因的包块、感染病灶、皮肤破溃、痣瘤等处，应避开刮拭。四肢多见的急性骨关节创伤、挫伤之处不宜刮痧，但在康复期阶段做保健刮痧可提前康复。下肢静脉曲张、水肿患者刮痧时应从下向上刮拭。

（3）膝关节刮痧的方法

1）刮拭膝眼：先用刮痧板的棱角点按刮拭双膝眼，由里而外，宜先点按深陷，然后向外刮出。

2）刮拭膝关节前面部（足阳明胃经经过膝关节前面部分）：膝关节以上部分从伏兔经阴市至梁丘，膝关节以下部分从犊鼻至足三里，从上向下刮拭。

3）刮拭膝关节内侧部（足三阴经经过膝关节内侧部分）：刮拭穴位有血

海、曲泉、阴陵泉、膝关、阴谷等。

4)刮拭膝关节外侧部(足少阳胆经经过膝关节外侧部分):刮拭穴位有足阳关、阳陵泉等。

5)刮拭膝关节后面部(足太阳膀胱经经过膝关节后侧部分):刮拭穴位有殷门、浮郄、委中、委阳、合阳等。

(4)膝关节刮痧的注意事项

1)年老体弱、关节畸形、肌肉萎缩者宜用补刮,即力量小、速度慢的刮痧方法刮拭。

2)膝关节结构复杂,刮痧时宜用刮痧板棱角刮拭,以利于掌握刮痧正确的部位、方向,而不致损伤关节。

3)膝关节内积水患者,不宜局部刮痧,可选用远端部位或穴位刮拭。

4)膝关节后方及下端刮痧时易起痧疱,疱起时宜轻刮或遇曲张的静脉可改变方向,由上向下刮。

10. 听说刮痧中有的人出现晕厥,晕刮是怎么回事?

听说刮痧中突然出现意识丧失,会不会有生命危险? 其实这是出现了晕刮,就是在刮痧的过程中出现的晕厥现象。刮痧疗法虽然是绿色、安全、无不良反应的,但是个别患者有时因为本身在某个时刻不具备接受刮痧的条件,或者是在刮痧的过程中操作者的刮拭手法不当、刮拭时间过长,就会出现晕刮的现象。

11. 什么原因会造成晕刮呢?

(1)患者对刮痧疗法缺乏了解,精神过度紧张或对疼痛特别敏感。

(2)空腹、熬夜或过度疲劳时刮痧。

(3)刮拭的手法不当,如体质虚弱、出汗、吐泻过多或失血过多的患者采用了泻法刮拭。

(4)一次刮痧刮拭的时间过长,刮拭的部位过多。

12. 出现晕刮怎么办?

应立即停止刮拭,抚慰患者勿紧张,帮助患者取平卧位,注意保暖,饮一杯温开水或糖水,然后用刮痧板的板角点按人中穴,力量宜轻,避免重力点按后局部水肿。对百会穴、涌泉穴用泻法的手法进行刮拭,患者病情好转后,继续刮拭内关、足三里等穴位,采取以上措施晕刮就会立即缓解。

13.怎样预防晕刮?

(1)对于初次接受刮痧者,应做好解释说明工作,消除其顾虑。

(2)选择舒适的体位以便配合治疗。

(3)空腹、熬夜或过度疲劳者不宜刮痧。

(4)根据患者的体质选用适当的刮痧手法,体质虚弱、出汗、吐泻过多或失血过多的患者采用补法刮拭。

(5)刮痧时部位选择应少而精,刮拭时间不要过长,每次只刮拭一种病症。

(6)在刮痧的过程中,要善于察言观色,经常询问患者的感受,及时发现晕刮的先兆。

做好以上几条,完全可以防止晕刮的发生。

(四)常见疾病的刮痧疗法

1.耳鸣可以刮痧吗?

耳鸣可以刮痧,以下是刮拭部位及方法。

(1)有效经穴 ①小肠经:听宫。②三焦经:耳门、翳风、角孙。③心经:少海。④胆经:窍阴、听会。⑤肾经:太溪。⑥肝经:太冲。

(2)刮拭顺序 耳后四周、肘内侧、足内踝后侧。

2.眩晕时怎样刮痧?

(1)有效经穴 ①督脉:百会。②胆经:风池、听会。③三焦经:翳风。④膀胱经:肾俞。⑤心包经:间使。⑥胃经:足三里。⑦小肠经:听宫。

(2)刮拭顺序 头顶、后发际、耳屏前、耳垂后、腰部、前臂掌侧、小腿前侧,如果发病时头顶麻木,单刮百会就很有效。

3. 神经衰弱时怎样刮痧?

(1)有效经穴　①督脉:百会。②胆经:风池。③胃经:足三里。④脾经:三阴交。⑤膀胱经:天柱。

(2)刮拭顺序　头顶、后发际、小腿前侧、小腿内侧。

4. 感冒时刮痧有用吗?

感冒时刮痧可以逐邪外出,有利于机体恢复。刮拭部位和顺序如下。

(1)有效经穴　①肺经:列缺。②胆经:风池。③膀胱经:风门。④大肠经:合谷。

(2)刮拭顺序　后头、背部、上肢内侧、上肢外侧。

5. 急性扁桃体炎怎样刮痧?

(1)有效经穴　①肺经:少商、鱼际。②三焦经:翳风。③任脉:天突。④大肠经:合谷、曲池。⑤胃经:内庭。⑥督脉:大椎。

(2)刮拭顺序　耳垂下、颈前、脊上、肘外侧、手背、手掌、足背。

6. 肥胖症患者刮痧有效吗?

刮痧可以利水消肿、除湿健脾,对于体内湿气较重的肥胖症患者是有效的。具体选穴如下。

(1)有效经穴　①膀胱经:双侧肺俞、脾俞、肾俞。②任脉:膻中、中脘、关元。③肺经:双侧孔最至列缺。④大肠经:双侧曲池。⑤胃经:双侧丰隆。⑥脾经:双侧三阴交。

(2)刮拭顺序　背部、胸腹部、上肢、下肢。

7. 便秘时怎样刮痧?

(1)有效经穴　①膀胱经:大肠俞、小肠俞。②任脉:关元。③脾经:腹结、公孙。④胃经:天枢、足三里。

(2)刮拭顺序　腰部、腹部、小腿前侧、足内侧。

8. 落枕时怎样刮痧?

(1)有效经穴　①胆经:风池、肩井、悬钟。②三焦经:外关。

(2)刮拭顺序　后颈部、肩上、前臂背侧、小腿外侧。

9. 肩周炎怎样刮痧?

(1)有效经穴　①胆经:肩井。②大肠经:曲池。③三焦经:外关。④膀胱经:天柱、魄户、膏肓。⑤小肠经:天宗、肩贞。⑥肺经:中府。

(2)刮拭顺序　后颈部、肩上、肩胛、肩后、肩前内侧、肩外三角肌、上肢背侧。

10. 颈椎病怎样刮痧?

(1)有效经穴　①胆经:风池、肩井。②督脉:大椎。③胃经:足三里。④脾经:血海。⑤膀胱经:天柱、肾俞、肝俞、膈俞。⑥小肠经:肩中俞、肩外俞。⑦大肠经:合谷、阿是穴。⑧三焦经:外关。

(2)刮拭顺序　后发际、肩颈部、脊背部、腰部、前臂掌背侧、手背、膝内上侧、小腿前部找痛区或点刮。

(李　磊　王　娜)

(五)拔罐护理

1. 什么是拔罐? (视频:中医拔罐疗法健康宣教)

拔罐是指以罐为工具,利用燃烧、抽吸、挤压等方法,排除罐内空气形成负压,使之吸附于施术部位的体表而产生刺激,使局部皮肤充血、瘀血,从而起到治疗疾病作用的一种外治法。

中医拔罐疗法健康宣教

2. 拔罐疗法的原理与功效有哪些?

利用负压、温热调节及机械作用能起到温经通络、宣通气血、活血散瘀、消肿止痛、除湿散寒、协调脏腑、调节阴阳、扶持正气、拔毒排脓、促进伤口愈合、减轻瘢痕的功效。

3. 拔罐治病的优点是什么?

拔罐治病的优点:价廉高效、安全实用、操作简单、无不良反应;罐法多样、取用灵活;异病同治、重在调整;缓解疼痛、立竿见影;多重应用、功效显著。

4. 拔罐为什么对人体有益?

它遵循中医理论,在阴阳五行、脏腑经络等学说的指导下,用罐具通过吸拔病变部位或特定经络、穴位,将充斥于体表的病灶及经络、穴位乃至深层组织器官内的风寒、瘀血、热毒、脓血等排出体外,使邪出正复,气血通畅,祛寒除湿。

5. 哪些人适合拔罐?

患有内科、外科、骨科、妇科、儿科、皮肤科、五官科疾病的都可以拔罐。如感冒咳嗽、失眠、眩晕、哮喘;丹毒、疖病、乳痈;乳腺炎;落枕,颈椎、腰椎间盘突出症,腰肌劳损;经期提前或延后,月经过多,月经过少;小儿发热、呕吐、泄泻;带状疱疹、湿疹;针眼、鼻塞不通等。

6. 闪罐、走罐有哪些区别? (视频:闪罐、走罐)

闪罐是将罐拔住后,随即取下,再迅速拔住,如此反复吸拔多次,至皮肤潮红为止。多用于表证、虚证引起的肌肉疼痛、麻木等。走罐又称推罐,一般用于面积大且肌肉丰厚的部位,用力在患部上下左右缓慢移动罐体6～8次,至局部皮肤呈深度潮红或瘀血为度(图3-20)。多用于久病或多个脏腑同病,病变部位广而深者。

闪罐、走罐

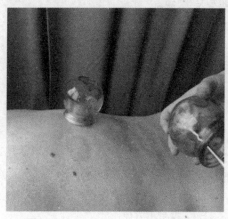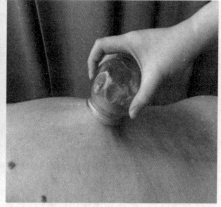

图 3-20　闪罐和走罐

7. 拔罐有哪些适应证和禁忌证?

适应证:外感风寒之头痛,关节疼痛,腰背酸痛,咳嗽气喘,脘腹胀满,腹痛泄泻,疮疡将溃或已溃脓毒不泄的外科疾病,以及蛇伤急救排毒等。

禁忌证:醉酒、过饥、过饱、过渴者,抽搐、凝血机制障碍患者,皮肤过敏、溃疡破溃、水肿、肿瘤和大血管处,孕妇的腹部及腰骶部等禁忌拔罐。

8. 哪些因素会影响拔罐的效果?

季节的变化、患者的体位、拔罐时间及疗程。

9. 给小儿、孕妇、老人拔罐时有什么禁忌?

小儿和老人应选用小罐具,时间不宜太久,拔罐数量要少,距离要远。孕妇的腹部及腰骶部禁忌拔罐。

10. 如何分辨罐的优劣?

主要检查罐的使用是否具有安全性,如罐口是否光滑、罐身有没有裂痕。

11. 常用的拔罐工具有哪些? 各有什么特点?

罐的类型及优、缺点见表3-1。

表 3-1 罐的类型及优、缺点

罐的类型	优点	缺点
竹罐	轻巧价廉、不易跌碎、比重轻、吸得稳、能吸收药液	易爆裂漏气
陶罐	造价低、吸拔力量大	易破碎、携带不便、无法观察罐内皮肤的变化
玻璃罐	造型美观、质地透明,可随时观察吸拔部位的皮肤情况	易破碎、携带不便、导热快、易烫伤患者
真空抽气罐	罐体透明、重量轻、可通过阀门调节罐内负压大小	无温热感
电罐	能适用于拔固定罐	携带不方便

12. 什么时间拔罐最好?（视频:拔罐科普）

一天中,早晨、上午的时间阳气逐渐增加,属阳,属春夏,因此上午拔罐的效果较好,阳气生长,阳气对气血的驱动调节作用加强,便于调节和扶正。下午、晚上的时间阳气逐渐降低,阴气逐渐增加,属阴,属秋冬,因此躁动、偏阳的病症一般建议选择下午拔罐。

拔罐科普

13. 拔罐有没有季节限制?

没有季节限制。四季拔罐,功效不同。一年中四季有不同的气候特点,同一病症选择不同的季节、时间,效果也会不同。春属木、夏属火、秋属金、冬属水。春季肝气最旺;夏季天热,容易烦躁伤心,食欲缺乏;长夏湿气太重,脾脏最怕湿邪来犯;秋季肺病最易犯;冬季肾气最易耗损。春季:适宜感冒、哮喘、鼻炎、皮肤病、荨麻疹、呼吸道疾病、肝病等拔罐。夏季:适宜腹泻、皮肤病、中暑、心脑血管病、心悸、中风、胃病、食欲缺乏、高血压、痛风等拔罐。秋季:适宜皮肤干涩、鼻出血、唇干、咽痛、慢性咽炎等拔罐。冬季:适宜咳嗽、抑郁症、肾病、心脑血管病、高血压、高脂血症等拔罐。

14. 拔罐的顺序是什么? 怎样配合?

穿衣有顺序,拔罐也是有顺序的,一般是采取先上后下的原则,为头部、颈部、背部(胸椎部、腰椎部、骶椎部)、胸部、腹部、上肢、下肢。

根据拔罐的部位,采用不同的体位。仰卧位:患者自然平躺于床上,双上肢平摆于身体两侧;俯卧位:患者俯卧于床上,两臂顺平摆于身体两侧,颌下垫一枕头;侧卧位:患者侧卧于床上,同侧的下肢屈曲,对侧的腿自然伸直,双上肢屈曲放于身体的前侧;坐位:患者低头坐于椅子上。

15. 拔罐时间越久越好吗?如何把握时间?

根据患者的年龄、体质、病情及所拔罐的部位来确定时间:如年轻者拔罐时间可以长一些,年老者拔罐时间可以短一些,病轻者短一些,病重者可以长一些。根据罐具的不同来确定时间:大罐一次可拔 5～10 分钟,小罐一次可拔 10～15 分钟。根据拔罐的方法来确定时间:如闪罐、走罐,留罐时间应以皮肤出现潮红或呈红豆点状的瘀块为准等。

16. 拔罐多长时间为一个疗程?

一般来说,拔罐 7～10 天为一个疗程,中间间隔 3～5 天后,再进行第二个疗程。

根据病情程度及患者自身情况等因素确定拔罐次数。比如,患感冒、发热等急性病的,要每天拔罐 1 次;若是重病的,则每天拔罐 2～3 次;若是慢性病的,要每 2 天拔罐 1 次;若是在拔罐后患者皮肤出现瘀斑、瘀块等情况的,应待瘀斑、瘀块消退后再做下一次拔罐。

17. 拔罐时的注意事项是什么?

(1)拔罐前应仔细检查罐具是否破损,以免损伤皮肤。

(2)拔罐时,室内需保持 20 ℃以上的温度,最好在避风向阳处拔罐。

(3)拔罐时取合理、舒适的体位,选择肌肉较丰厚、富有弹性的部位拔罐,骨骼凹凸不平和毛发较多处不宜拔罐。

(4)拔罐时动作要稳、准、快,避免乙醇灼伤皮肤,另外起罐时切勿强拉或扭转,以免损伤皮肤。

(5)在拔罐的过程中要密切观察局部皮肤反应和全身情况,注意有无不适,出现不适现象立刻起罐。

18. 什么情况下不能拔罐?

在过饥、过饱、过劳、过渴、高热、严重水肿、皮肤高度过敏、皮肤破损、皮肤弹性极差,水肿、肿瘤和大血管处,处于月经期,孕妇的腰部及腰骶部禁忌拔罐。

19. 何为晕罐? 拔罐过程中出现晕罐该怎么办?

拔罐过程中出现头晕、心悸、恶心、面色苍白、呼吸急促、四肢厥冷、脉细数等现象即为晕罐。如有晕罐征兆时,应及时取下罐具,并令人头低脚高位平卧,喝些开水,静卧片刻,一般就可恢复。严重的应立即做相应的处理,刺激人中、合谷穴等;必要时及时送医。

20. 起罐的方法有哪些?

起罐的原则是动作轻柔、协调,切不可生拉硬拔,以免损伤皮肤、使患者产生疼痛。起罐的顺序要遵循先拔先起、先上后下原则。具体操作方法是,先用一手握罐将其稍稍倾斜,然后再用另一手指在罐口边缘处按压皮肤,以使气体进入罐内,此时罐具即可自然脱落(图3-21)。

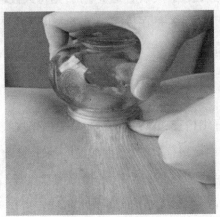

图3-21 起罐方法

21. 罐具越大越好吗?

要根据不同部位,选择罐具大小。如允许拔罐的皮肤部位足够大,肌肉足够丰富,可以尽量选择大点的罐。罐具的数目和口径大小要根据病情、体质、患处面积、年龄及皮肤的弹性等情况而定。

22. 拔罐后如何调养和护理?

拔罐后要注意保暖,以免寒气进入体内,适得其反,加重病情。拔罐后最好不要喝酒,因为拔罐就是为了调理气血,而乙醇进入血液后,会麻痹血管运动中枢神经。拔罐后不要立即洗澡。

23. 拔罐后疾病好转的征象有哪些?

疾病好转的征象:拔罐后出现的各种颜色的罐印说明身体的各种不适症状。也会出现不同的酸痛,说明身体在排乳酸,治疗过程中,如果这些印痕、异常感觉和反应等逐渐减少、消失,则提示病情逐渐好转或痊愈。

24. 拔罐后各个罐印暗示着什么?

罐印如显水疱、水肿和水汽状,表明患者湿盛或因感受潮湿而致病;有时拔后水疱色呈血红或黑红,表明病久,是湿夹血瘀的病理反应;罐印出现深红、紫黑或丹痧现象,触之微痛兼身体发热者,表明患有热毒证;如罐印出现紫红或紫黑,无丹痧和发热者,表明患有瘀血证;罐印无皮色变化,触之不温,多表明患有虚寒证;罐印如出现微痒或出现皮纹,多表明患有风证,一般来说无病者多无明显罐印变化(图3-22)。

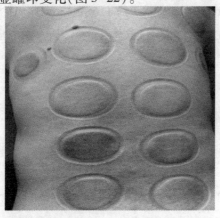

图3-22　罐印

25. 拔罐的罐印何时消除?

一般 3~7 天就能消失,但由于个人的体质不同,颜色深浅程度不一样,罐印消失的时间也会不同,一些罐印特别深的,可能需要时间会延长。

26. 拔罐后饮食注意什么?

禁食辛辣、刺激、寒凉的食物,禁酒,多吃些蔬菜。

27. 拔罐后出现烫伤如何处理?

局部出现小水疱,可不必处理,待自行吸收;如水疱较大,应消毒局部皮肤后,用无菌注射器抽出疱内的液体,覆盖无菌辅料,避免感染。

28. 为什么有些人拔罐后罐印会痒?

拔罐后,罐口边缘皮肤会由于局部罐口的刺激和充血而发生紧缩瘙痒感,这是正常现象。中医表示有风邪和湿气,先痛后痒表示体内有火毒。遇到皮肤痒不必惊慌,这是病气外排的必然现象,时间一般不会很长。

29. 拔罐涉及的取穴方法有哪几种?

体表标志取穴法、手指同身寸取穴法、简易取穴法;如人体固定的解剖位置肚脐和乳头;拇指指间关节的横向宽度约为 3.3 厘米(约 1 寸),示指与中指并拢的横向宽度约为 5 厘米(约 1.5 寸),示指、中指、环指与小指并拢的横向宽度约为 10 厘米(约 3 寸)(图 3-23);如两耳尖连线的中点取百会。

30. 拔罐取穴的原则是什么?

就近拔罐、远端拔罐、特殊部位拔罐、中间结合,强调脊椎。

31. 哪些是拔罐常用的保健穴位?

涌泉、三阴交、神阙、背俞、百会、大椎、身柱、内关、合谷、足三里、命门等。

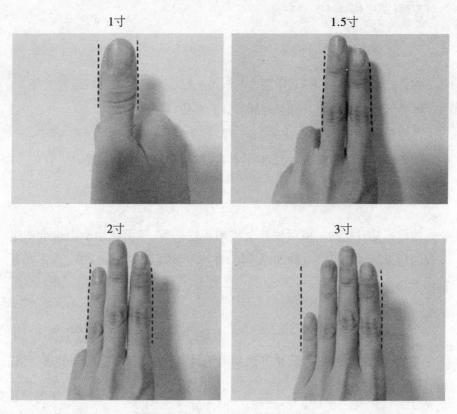

图3-23　取穴方法(拇指同身寸法)

32. 拔罐选穴多好还是少好?

选穴既不是越多好,也不是越少好,应根据不同部位及个人的病情来选择相对应数量的穴位。

33. 一次拔罐最多可以选择几个穴位?

首次拔罐一般选3～5个穴位,待身体适应后再增加。并与相应的穴位相照。

34. 哪些穴位禁忌拔罐?

隐白:足大趾内侧,趾甲角旁开约0.3厘米,红白交处。

委中:腘横纹中点,股二头肌腱与半腱肌肌腱的中间。

神阙:脐中部。

35.常见疾病如何取穴?

感冒、头痛、发热:太阳、印堂、内关、足三里、合谷、风池、大椎、外关等。
哮喘、肺气肿:天突、中府、神阙、风门、肺俞、肾俞等。
慢性胃炎:中脘、气海、内关、足三里、脾俞、胃俞等。
肺心病:曲泽、气海、关元、定喘、肺俞、厥阴俞、心俞、肾俞等。

36. 拔罐是不是万能的?

拔罐不是万能的。俗话说针灸拔罐病好一半,然而使用不当也会产生不良的后果。拔罐只是一种理疗手段,作为一种辅助的治疗手段,并不是万能的。

37. 拔罐真的有效吗?

是的,拔罐有祛寒除湿,达到调和阴阳、扶正固本、解表散邪、疏通经络、行气活血的功效。

38. 拔罐对人体有没有副作用?

没有。拔罐可以疏通经脉,拔除寒毒湿邪,治疗很多不适的症状,规范的拔罐是没有副作用和危害的。

39. 拔罐时会不会烫伤? 怎么预防?

会。预防的方法有以下几点。①涂水:在拔罐的地方,事先涂些水(冬季涂温水)。涂水可使局部降温,保护皮肤,不致烫伤。②火焰朝罐底:乙醇棉球火焰,一定要朝向罐底,万不可烧着罐口,罐口也不要沾上乙醇。③缩短留罐时间:一般大罐留罐不超过 10 分钟,小罐留罐不超过 15 分钟。实际操作时,应以皮肤红肿、瘀血情况为度,结合被拔者自身感受,适当减少留罐时间,防止吸出水疱。

40. 拔罐时间越长越好吗?

不是。不少人认为拔罐的时间越长越好,效果就更加显著,甚至还认为,要拔出水疱才能体现出拔罐的效果,这些观念都是错误的。拔罐时负压的大小和留罐时间共同对机体造成影响,如果在负压很大的情况下,拔罐时间过长,就可能出现水疱,这样不但损害了皮肤,甚至会导致皮肤感染。

41. 为什么有的人越拔罐身体情况越差?

没有掌握正确的拔罐方法。拔罐有度,分清补泻的方法,掌握正确的拔罐方法,选取正确的穴位。

42. 身体哪痛拔哪对吗?

不对。中医讲究辨证施治,除了疼痛部位的穴位要拔罐外,还要在疼痛的相关穴位拔罐才能达到效果。如有患者腰疼,可能还需要在其他穴位拔罐。同时,有些疼痛部位有皮肤破溃、急性损伤等,则不宜拔罐。

43. 重罐能不能随便拔?

不能。重罐是指吸拔力度大,留罐时间久,可能会造成皮肤表面起疱,甚至是出血的情况。而且拔过罐之后也会在较长的时间内留下颜色较重的罐印。中医认为,重罐法属于泻法,如果没有治疗的特殊要求,一般来说护理操作技术中并不提倡使用重罐法。重罐法不仅会给患者增加各种不适感和疼痛感,还有可能造成皮下组织的损伤、水肿,破坏皮肤的完整性,甚至会出现感染,还有部分患者拔罐时出现恶心、头晕、呕吐等不良反应。所以为了避免不良反应的发生,重罐是不能随便拔的。

44. 夏天来了,拔罐能不能将夏天的郁闷湿气拔出去呢?

可以。夏属火,夏季天热,阳气旺盛,机体气血充盈,经脉之气通畅,肌肤穴位敏感,且容易烦躁伤心,食欲缺乏,长夏(小暑到立秋)湿气太重,脾脏最怕湿邪来犯,夏季拔罐可以疏通经脉,行气活血,祛除湿气,增强机体免疫力。

45. 不知道穴位能拔罐吗?

可以。拔罐不像针灸那样对穴位定位要求十分准确,主要是点、线、面结合的问题,通过中医的寒热虚实辨证,选择一些经络所过或经气聚集的部位。

46. 在身体不适前可以通过拔罐预防吗?

可以。拔罐是中医外调方法之一,有扶正祛邪、平衡阴阳、疏通经络、宣通气血、消肿止痛、祛湿逐寒、通利关节、预防保健的作用。

47. 同一位置可以反复拔罐吗?

不能。很多人认为,如果身体某个部位不舒服,拔罐时多次拔相同的地方就可以产生很好的效果。其实这样会对皮肤造成伤害,因此建议拔罐的时候可以拔多个位置,既可降低损伤的概率又能达到最佳养生效果。

48. 皮肤潮红、发胀是正常反应吗?

是。拔罐时,火罐的温热作用能促使局部血管扩张,增加血流量,加速血液循环,从而改善皮肤的血液供应与营养供给,并且拔罐的负压作用会造成体表毛细血管破裂等情况,因此皮肤出现潮红、瘀血等情况都属于正常现象。

49. 拔罐后能马上洗澡吗?

不能。很多人喜欢在拔完罐后就立刻洗澡,他们认为在拔完罐后洗个澡更加舒适,但是这样做是错误的。拔完罐立刻洗澡是一大养生禁忌,因为拔罐后的皮肤处于一种轻微损伤的状态,非常脆弱,此时洗澡很容易导致皮肤破裂、发炎。如果洗冷水澡的话,由于毛孔处于张开的状态,很容易受凉。所以拔罐后一定不能马上洗澡。

50. 没事可以经常拔罐吗?

不能。拔罐虽然具有防治疾病的功效,但拔罐祛除寒气的同时也会失掉体内的元气,拔罐之后,我们会感觉到自己的身体特别虚。所以无论是哪种治疗方法,一般主张必要时才应用。就是说,如果身体健康,年轻力壮,不主张有事没事都经常拔罐,有不适症状才需对症处理。若是用于保健,一般用于消除肌肉酸痛和身体疲劳,最好 1 周不要超过 3 次。

(原利娟)

(六)艾灸护理

1.艾的由来您知道吗?

艾文化由来已久,早在《诗经》中,艾草就已经是很重要的植物。有关艾的由来,还有一段传说。相传,武王身边有一位名医叫萧艾,有一天,他泻痢多日后,倒于军帐中,为了医治病情危急的将士,他带病出诊,却不小心被驱蚊的野草火堆绊倒摔了一跤,被火烧伤。但当他给将士诊治时,意外地发现自己的病痛轻了,而身上却多了好几处伤痕。于是他突发奇想,将无名野草点火用来烧灼患者身体的相应位置,凡是被烧灼过的将士病情都好转了,武王大赞萧艾,萧艾不敢居功,答曰:"此乃野草之功。"武王宣告全军:"野草本无名,从今以萧艾、艾蒿之名名之。"

由于艾的功用较大,古人对其赋予了许多美誉,如尊称老者为"艾",形容年轻美貌女性为"少艾",《诗经》称保养为"保艾",《史记》把太平无事也写作"艾安"等,可见古人对艾的厚爱。

2.何为艾灸?

艾灸就是将艾叶做成的艾炷或艾条点燃后直接或间接放在人体局部进行熏烤的方法,熏烤时皮肤表面会有灼热感,体内会有温热感,这种温热刺激可以起到防病保健的作用。艾叶用于灸法,主要是因为艾叶中纤维质较多,水分较少,含有许多可燃的有机物,燃烧时热力温和,能穿透皮肤,直达深部,经久不消,是理想的灸疗原料。如果用普通火热,只会感觉皮肤表皮有灼痛,而没有温中散寒的作用。艾草加工成艾后的燃烧温度和燃烧速度最适合于灸疗,通过温热效果能够更深入地传热,这也是使用艾草的一大理由。中国民间至今还流传着"家有三年艾,郎中不用来"的谚语,艾灸虽有"能透诸经而除百病"之说,并不意味若有病不用看医生。艾灸是人体自身的有限调节,一旦疾病发展超过自身调节,就要求助医生了。

3. 如何自辨体内是否有寒湿?

(1)体内有寒的5个信号

1)面色青白:面色是人体健康的一面镜子,面色发白、发青,都是体内有寒的明显特征。颜色越苍白,就代表寒气越重。

2)胃寒、经常腹痛、腹泻:寒气入侵身体,总是先堆积在皮下的经络里,时间久了会转移到相应的"腑"中。例如常见的"胃寒"就是这样形成的,当这种现象产生时,用手摸胃部,可以直接感觉其温度特别低。长期胃寒会导致脾阳受损,而出现脘腹冷痛、呕吐、腹泻等症状。

3)关节痛:人体气血津液的运行全赖一身阳气的温和推动。经脉气血为寒邪所凝而阻清不通,不通则痛,故寒邪伤人多见关节肌肉疼痛。

4)下肢发胖:人体下部最易受寒,由于寒气会阻碍经络的流通,细胞所产生的垃圾无法排出,寒气和垃圾累积多了就会使大腿显得特别胖。如果这个人喜欢运动,大腿部位的寒气和组织废物所形成的垃圾会往下流动,转而堆积到小腿肚上,形成萝卜腿。

5)易伤悲、总想哭:寒气太重或在体内日久,会逐渐转移到肺,导致肺功能逐渐降低。肺主悲忧,肺虚的人往往容易出现悲愁情绪,总是有想哭的感觉。

(2)体内有湿的5个信号

1)舌苔厚腻:舌头可以反映我们的身体状况。健康的舌头红而润泽,舌面有一层薄薄的舌苔,干湿适中,不滑不燥。如果发现自己舌苔很厚腻,或者舌体胖大,舌头边缘有明显齿痕,就说明体内有湿。如果舌苔白厚,看起来滑而湿润,则说明体内还有寒。如果湿气较重,除了舌苔厚腻外,还会伴有面色晦暗且发黄,早晨起床时眼皮水肿或眼袋明显等表现。

2)大便不成形:正常的大便是软硬适中的金黄色的条形,如果大便像熟得过度的香蕉一样外形软烂、黏腻,不成形,甚至粘在马桶上不易被冲走,这也说明体内有湿,消化吸收功能异常。体内有湿时大便的颜色还可能发青,而且总有排不净的感觉。

3)食欲差:如果到了该吃饭的时候,没有饥饿的感觉,吃点东西就感觉胃里胀胀的,在吃饭过程中还有隐隐的恶心感。说明脾胃功能较弱,导致这种问题的原因就是体内湿气过重,且这种现象更容易出现在夏季。

4)小腿发酸、发沉:湿气重的人起床后会感觉小腿肚发酸、发沉,还可能在短期内体重明显增加,而且有虚胖的表现,更严重的会出现下肢水肿等问题。

5)精神状态差:常常会有胸闷的感觉,想长呼一口气才舒服,身体特别疲乏,懒得活动,有头昏脑涨之感,易困倦,记忆力减退。

4.哪些人群应该尝试艾灸?

(1)上班族　每天坐在电脑前超过 8 小时,活动量小,经常腰酸腿困、四肢乏力,是气滞血瘀的表现。艾灸能疏通气血,是解决这一问题不错的方法。

(2)穿衣薄者　穿着薄薄的职业装,暴露在办公室的空调下,最易手脚冰冷,还会增加患风湿性关节炎等病的概率。

(3)怕冷女性　经常手脚冰凉、习惯性痛经、月经不调等情况,艾灸可以滋阴护阳,呵护女人身心健康。

(4)老人　走路吃力、腿抽筋、爬楼梯费劲是年老体虚、元阳不足的表现,艾灸可填补阳气,让老人强身健体。

(5)夜猫子族　经常加班熬夜,晚上不睡觉,白天昏沉沉,注意力不集中,脾气也变得糟糕,是气机壅滞的表现,艾灸可调理气机。

(6)小孩　经常生病,时常受感冒、咳嗽、消化不良的困扰,是体质虚弱的表现。艾灸可以提高孩子免疫力,增强体质。

(7)亚健康人群　到医院检查没有病,但常感觉身体不舒服,心情郁闷,是气血阻滞、不通畅的表现,艾灸能调理气血,愉悦身心。

(8)爱美女性　对自己的容貌不满意,经常为痘痘、皱纹、雀斑等苦恼的人,可以找艾灸协助解决这些问题。

(9)肾虚男性　生活压力大的男性,频繁饮酒、抽烟,经常腿困腰酸,性生活不和谐,伴有阳痿、早泄,是肾气虚弱的表现,艾灸可增补肾气。

(10)健康人群　没有疾病困扰的人,经常艾灸可以保健强身,达到"治未病"的养生功效。

5. 哪些人不宜用艾灸疗来祛病强身?

孕妇一般不宜进行艾灸,尤其是腹部和腰骶部,以免流产;精神病患者,不适宜艾灸;患有高热、肺结核大咯血者,患病期间不可艾灸;肝病、肾病严重者不可进行艾灸;患有急性传染病者,在患病期间不宜进行艾灸;过饥、过饱、过于疲劳、精神情绪过于激动时,或者大量饮酒后、大汗淋漓时,均不宜进行灸疗;皮肤局部红肿者,不宜进行瘢痕灸,以防感染。

6. 正确辨别优质艾草、艾绒和艾条的方法有哪些?

艾灸,离不开艾草、艾绒、艾条。并非所有的艾都是最好的原料,我们需要辨别艾质的优劣,因为它直接影响施灸的效果。因此,正确识别优质原料就成为艾灸的必修课。

(1)艾草　艾草分为生艾、陈艾、熟艾3种,《孟子》中有这样的记载,"七年之病,当求三年之艾"。这里的"三年之艾"就是指避光储存了3年的艾叶。艾叶经过3年的存放,散去了过多的挥发油,已没有了生艾叶的燥热之性。这样的艾草制成艾条或艾炷,是艾灸最好的原料。

优质艾草:陈艾草,触摸柔软,触感良好。淡黄色,纤维细,没有小团粒,易点燃且不烫,中途不灭火。对皮肤的热传导均匀干透,施灸的效力更大,疗效愈佳。

品质差的艾草:新艾草,大而粗糙;黑褐色,纤维粗糙,杂质较多。不容易贴在皮肤上,烫且中途容易灭火。对皮肤的热传导感觉不好。触摸感觉油腻而黏。有湿气。发青或白色,按压时容易结块。

(2)艾绒　艾绒是由艾叶晒干捣碎制成的,是施灸必用物品。一般来说,用新艾施灸,火烈且有灼痛感,而用陈艾施灸,灸火温和,疗效好。用3年的陈艾提取出来的艾绒,质地柔软,呈金黄色,味道清香温和,没有生艾的刺鼻味,故又称为金艾绒。这种艾绒是上等之品,效果最好,使用的时候也是最容易出现灸感。那么,怎么选择艾绒呢?

一捏:好艾绒没有枝梗及其他杂质,用拇指、示指和中指捏成撮,能够成形为佳。

二看:陈年艾绒的颜色应该是土黄色或金黄色,如果艾绒中掺杂有绿色的,说明掺了当年的新艾。

三闻:陈年艾绒闻起来有淡淡芳香,含挥发油少,燃烧缓慢,火力温和,燃着后烟少,艾灰不易脱落。而新艾闻之有青草味,味辛烈,含挥发油较多,燃烧快,火力强,燃着后烟大,艾灰易脱落,容易伤及皮肤和血脉等。

(3)艾条 艾条质量的好坏,关键是看艾绒的质量和占比。李时珍《本草纲目》曰:"凡用艾叶,须用陈久者,治令细软,谓之熟艾。"这里讲的熟艾就是陈艾,效果是一样的,要注意别买生艾做的艾条即可。艾绒制成的艾条点燃后,熏灸身体相应穴位,能防病治病,简便易学,很适合家庭保健养生。区分好坏艾条,可从以下两方面入手。

一看形,好艾条外形规整,比较结实。

二闻味,好艾条气味芳香,没有青草味。

7. 省力又方便的家用艾灸器具有哪些?

使用艾灸工具可以让艾灸时方便省力,不需要持续手持艾条进行施灸,可以避免手酸痛在背部等不方便自己艾灸的部位,也能很容易施灸。对于初学者或是艾灸入门的人群,艾灸时可以先从使用艾具开始。

(1)艾灸罐 艾灸罐也被称为随身灸,随时随地都能进行艾灸,专为出行设计,操作简单、安全又方便。筒体上下各有多个小孔,小孔可以通风出烟,传导热量。内另有小筒一个,可置艾绒、艾条或药物燃烧。

清洗技巧:用热水冲泡食用碱,将灸具放置在热水中浸泡,用废弃的牙刷刷洗数次,即可去除燃烧附着物。

(2)艾灸棒 又称温灸棒,是用纯铜、不锈钢、铁等金属制成的一种圆筒灸具,筒内套有小筒,小筒四周有孔。使用时,将艾条燃端水平放入艾灸棒小筒内,轻按尾部,使艾条落至顶端,以水平或倒置的动作调整艾条的位置,确定温度适中后,即可施灸。

(3)艾灸盒　艾灸盒为盛放艾灸的器材,优点是火力均匀,热力持久,受热面积大,安全省时,操作也非常简单,因此很受欢迎。按其孔数可分为单孔艾灸盒、双孔艾灸盒、三孔艾灸盒、六孔艾灸盒等。也可按施灸部位分为腰部艾灸盒、腿部艾灸盒、背部艾灸盒、腹部艾灸盒等。

(4)一次性艾灸工具　现在还有一种一次性艾灸工具,包括底座和艾炷两部分。使用时撕开底部粘纸,贴在身体相应的部位或穴位,从艾炷上端点燃,当艾炷烧至止燃线后会自动熄灭,冷却后收集艾灰,取下底座。

8. 艾灸取穴方法有哪几种?

艾灸取穴方法与拔罐取穴方法一样,在我们进行找穴时,还有以下几点需要注意。

首先,艾灸疗法在人体上产生作用并不是只在单个穴位的单个点,而是作用于以单个穴位为中心辐射面的一片区域。因此在找穴的时候不用找到非常精确的穴位位置,只要找到穴位所在的那一片区域即可,不需要像针法一样必须找到准确的穴位才能施行。

其次,人体的左右是对称的,从正中划分,穴位的分布也是对称的。因此,人体的穴位只有中间线上的是单个的,其他地方的穴位都是两边各有一个。

最后,判断找到的是不是正确的穴位,只要在按压皮肤的时候感到酸胀、酥麻和疼痛或者在按压时疼痛得到了缓解,就说明找对了。这时可以用笔或者胶带标记穴位,以后就不怕找错位置了。

9. 取穴时需要明确哪些问题?

(1)艾灸作用的是一个面,不是一个点　艾灸时,穴位的选取不必和书上描述的位置分毫不差,艾灸作用的是一个以穴位为中心的区域,不像针灸对穴位的定位要求那么严格。

(2)酸胀、麻木及疼痛是找到穴位的标志　初学者找穴位的时候,经常有这样的疑问:"我找到的是正确的穴位吗?"那么,初学者怎样才能确定自己已经找到穴位了呢? 其实只要在按压穴位的时候,有酸胀、麻木及疼痛的感觉或者疾病引起的疼痛得到了缓解或消除,就证明已经找到了穴位。

10. 哪些穴位是艾灸万能穴?

推荐几个穴位给大家:肾俞、命门、中脘、关元和足三里,别小看了区区5个穴位,它们的作用是很强大的,既补了先天之本——肾,又补了后天之本——脾,令我们的身体阴阳平衡、气血和畅。

11. 三伏天灸必须要灸的四大穴位是指哪几个?

(1)定喘 护肺有奇功。阳气不足,阴寒内盛,容易影响肺主气的功能。肺气失于和降,容易患咳嗽、哮喘等症状。到了冬季,随着外界的阳气不足,阴寒日益加重,肺所受到的损伤也就越大,为此咳嗽、哮喘都会加重。哮喘发作时,呼吸困难,胸闷严重,甚至可危及生命。三伏天对定喘穴进行艾灸,可以预防冬季哮喘发作。定喘穴又名喘息穴、治喘穴,属经外奇穴,可用于治疗与肺相关的疾病,特别是对于治疗哮喘有较好疗效。

(2)膏肓 扶阳固卫,使身体恢复强壮。阳气不足,阴寒内盛所导致的疾病诸如支气管炎、支气管哮喘等均为慢性病。慢性病一方面会耗损体内阳气,另一方面还会耗损气血,导致身体瘦弱,免疫力降低。对于这样的人来说,膏肓穴是一定不可放过的。膏肓穴不仅能扶阳固表,还能滋阴强身,调和气血。为此当久病不愈,身体呈现羸弱消瘦状态时,可对膏肓穴施灸。

(3)风门 是防风的一个好手。到了冬季,风寒比较重。中医认为风邪为百病之长,这是因为风邪可以携带着寒、湿、热等各种邪气侵犯人体,损伤脏腑。加上风有轻上扬之性,比较容易侵犯头部、肩颈部、肺脏,使人易患风寒头痛、肩颈痛及各种肺病。风门穴具有助肺气宣发、疏散风邪的功效。三伏天灸风门穴可预防风寒犯肺,对于咳嗽闷气、痰多不爽、头痛不止、肩颈酸痛等都有较好疗效。

(4)心俞 促进气血循环,预防心脑血管疾病发生。阳气不足,阴寒比较重,会导致手脚冰凉、精神萎靡,不仅如此,还会使经络血脉闭塞不通,由此导致背部冷痛。心脑血管血脉不畅,甚至可诱发心脑血管疾病,诸如心悸、心痛、脑血栓形成等。心俞穴是膀胱经上的穴位,能够理气,可以缓解寒邪阻塞气血运行所致的心痛、胸闷等症状。另外,还有助于舒畅心经,促进气血循环,起到养血宁心的作用,从而预防心脑血管疾病的发生。

12. 不适合艾灸的部位和禁止艾灸的穴位有哪些?

艾灸固然有较好的保健养生功效,但有些穴位,有些人群却并不适合进行艾灸。凡灸后会影响美观的部位,诸如面部、颈部,以及有大血管经过的体表区域、黏膜附近,人体关节处、乳头、会阴部、睾丸等处都不适宜用瘢痕灸,但悬灸、隔物灸依然可灸。妇女妊娠期小腹部、腰骶部、乳头、会阴部等均不宜直接施灸。

禁灸的穴位:现代中医临床认为,禁灸穴有睛明穴、素髎穴、人迎穴等。

13. 什么时间艾灸最好?

一般来说艾灸的时间不是固定不变的,但尽量白天施灸,因为夜间用灸法易扰动阳气。《黄帝内经·灵枢》记载:古人将一天分为春、夏、秋、冬4个时期,早晨为春、日中为夏、日落为秋、半夜为冬。饭前饭后,早晚皆可。

(1)季节交替之时艾灸疗效更好　季节交替之时,人体的经脉开合、气血流转之势比较强,在这一段时间内借助艾灸的火热之力可进一步帮助阴阳互生,使气血旺盛,充分发挥治病防病的效果。

(2)饭前饭后艾灸会影响消化功能　艾灸没有时间要求,只要饭前不是太饿,饭后不是太饱,进餐后半个小时至1个小时就可以施灸。人的精气神最佳时间是在午时(中午11点至下午1点)前后,阳气不足的人可在此时间内施灸,因为这段时间内阳气呈现不断升发的势态,体内的阳气与体外的阳气相呼应,相对于其他时间来讲,补阳的效果更好。

(3)晚上艾灸不当会影响睡眠　晚上,阳气潜藏,身心宜静,所以一般不适合进行艾灸,以防影响睡眠。若是白天确实没有时间,可以在睡前1~2个小时内进行艾灸。总之,我们可以根据自身的实际情况来安排艾灸时间。若是患有某种疾病,艾灸时间可遵医嘱调整。

14. 艾灸有顺序吗?

(1)根据身体部位

先阳后阴——先灸背部,后灸腹部;或先灸阳经,后灸阴经。

先左后右——先从患者左侧灸起,后灸向右侧。

先上后下——先灸头面部、躯干部,后灸四肢部;或先灸头面部与胸部,后灸腹部和四肢部。

先健侧后患侧——先从患者健侧灸起,后灸患侧。

(2)根据艾炷大小 先小后大——初灸者艾炷宜先小后大,不要急于求成。

(3)根据灸量多少 先少后多——初灸者壮数(灸量)宜先少后多,以便被灸者逐渐适应。

15. 艾灸多长时间为一个疗程? 灸量是多少?

艾灸的疗程和灸量无具体要求。艾灸的疗程并没有明显界定,有1年只灸一两次的、有7天灸一次的、有将规定壮数灸完为止的,可灵活把握。初次艾灸时,灸量宜少,其后随灸次逐渐加量。灸量多少也没有具体要求,可根据年龄大小决定灸量,一般来说,小儿和青少年要少灸,老人可多灸。灸量是由灸法达到的温热刺激和刺激时间的长短决定,不同的灸量可产生不同的治疗保健效果。掌握好最佳灸量,有助于提高疗效,防止不良反应。

艾灸量可随季节进行调整。如果是春夏季节,与外界的阳气遥相呼应,体内的阳气也呈旺盛之势,所以灸量宜小。秋冬季节,尤其是冬季,阳弱阴强,应适当增加灸量,以保证身心温暖有加。

16. 艾灸时怎样选择适当体位?

艾灸时的体位直接影响艾灸的操作,适当的体位,还有利于快速准确地找到穴位,利于艾炷的安放,更有利于患者感到舒适自然。大体来说,艾灸时的体位有坐位和卧位两种。坐位又分为仰靠坐位、侧伏坐位、俯伏坐位,卧位则分为仰卧位、侧卧位、俯卧位。

（1）坐位时的艾灸

1）仰靠坐位：患者坐在有靠背的软椅上，在后颈部放一软枕，头向后仰，这样可以将一些穴位暴露出来，方便施灸。主要用于头、面部和颈部穴位的艾灸。

2）侧伏坐位：桌上放一软枕，患者坐在桌前，侧伏在软枕上，将施灸部位暴露出来，以患者手臂和头侧舒适为准。主要用于头部两侧穴位的艾灸。

3）俯伏坐位：桌上放一软枕，患者坐在桌前，俯伏在软枕上或者用双手托住前额，将施灸部位暴露出来。主要用于头部、后颈部穴位的艾灸，也可用于前臂穴位的艾灸。

（2）卧位时的艾灸

1）仰卧位：平躺在床上，将上肢放平，下肢放平或微屈，全身放松，将施灸部位暴露出来。主要用于面部、颈部、胸部、腹部、上肢掌侧、下肢前侧和手足背等穴位的艾灸。

2）侧卧位：侧身躺在床上，上肢放在胸前，下肢伸直，将施灸部位暴露出来。主要用于头面两侧或胸腹两侧穴位的艾灸。

3）俯卧位：俯卧在床上，胸前放一软枕，双臂收放在软枕前，以便背部肌肉舒展、放松，双腿伸直，将施灸部位暴露出来。主要用于头后部、后颈部、肩部、背部、腰部、骶部、臀部、下肢后侧和足底等穴位的艾灸。

17. 特殊部位的施灸小技巧有哪些？

有一些特殊部位如膝中、耳部、会阴，可采用一些简便的小技巧帮助施灸。

（1）艾灸委中穴　取坐位，在脚下垫上一个凳子，使膝盖处悬空，在膝盖下方放上艾灸盒，调整高度以免烫着皮肤，点燃即可。同时，调整凳子的前后位置，也可以艾灸腿上其他穴位。

（2）艾灸会阴部　可使用抽水马桶。找一块木板或纸板将马桶的排水孔挡住，上置铁盖或瓷盘来隔火。将艾条折成3~4厘米的小段，然后点燃一端，横放在隔火的容器上，调整合适的高度，以有温热、能忍受为度，即可开始施灸。

（3）艾灸耳部　可将艾段放入瓷杯或瓷碗中点燃,放置在桌子上,调整耳朵位置到艾段的正上方即可。还可用苇管灸,苇管灸是用细管(苇管或竹管等)作为灸器,插入耳孔内施灸,治疗中风、口眼歪斜、耳病等。最早见于唐代孙思邈的《千金要方》:"卒中风歪斜,以苇管筒长五寸,以一头刺耳孔中,四畔以面密塞,勿令泄气,一头内大豆一颗,并艾烧之令燃灸七壮。"根据此段记载,现在有人在套头式耳机的基础上对此法进行了改进,左右套耳部分可以旋开,放入艾段,点燃后艾烟可以沿着小孔进入耳道。

（4）艾灸眼部　可用核桃灸,核桃灸也称核桃壳灸,是一种以天然核桃壳为灸具的灸法。此法较早见于清代顾世澄所撰的《疡医大全》一书,用核桃壳灸治疗外科疮疡。现代对此种灸法进行了改进,将核桃固定于类似眼镜装置的镜片位置,眼镜前方各伸出一小段钢丝,用以固定艾段。使用时,戴在眼睛上,点燃艾段即可,主要用于眼科疾病的治疗,如近视眼、睑腺炎、急慢性结膜炎、老年性白内障、视神经萎缩、中心性视网膜病变等。需要注意的是本法不宜长期使用,以免损伤眼睛津液。

18. 施灸时的注意事项有哪些?

（1）施灸前要保持心情平静,较大情绪波动后,不宜马上艾灸。

（2）要有耐心,不要急于求成。艾灸不论对于养生保健,还是治疗疾病,都要持之以恒。

（3）妊娠期妇女、糖尿病患者、神经障碍者等在感觉和血液循环上存在障碍的人,以及因病正在接受治疗的人,在施灸之前要询问医生和灸疗师。

（4）由于施灸的方法因商品而异,要充分阅读说明书后再使用。灸具要置于儿童接触不到及阴凉的地方保存。

（5）施灸前,要将所选穴位用温水或酒精棉球擦洗干净,灸后注意保持局部皮肤适当温度,以防止受凉影响疗效;瘢痕灸后要注意补充营养,以助灸疮的发起。

（6）施灸过程中,严防艾火滚落烧伤皮肤和烧坏衣物被褥等,灸后必须把艾火彻底熄灭,以防发生火灾。

（7）艾灸过程中应注意室内通风情况,避免着凉。

（8）艾灸前后都要喝一杯温白开水，有利于艾灸后排毒。

（9）温和灸时，艾灸条燃后的烟灰温度也很高，注意不要接触皮肤或衣物。

（10）艾灸后一般无不良反应，但由于体质和症状不同，艾灸初期可能出现发热、疲倦、口干、全身不适等反应，一般无须顾及，继续施灸即能消失。

（11）出疹及皮肤有发红、发痒等过敏症状的人要避免使用。

（12）要循序渐进，初次使用灸法要注意掌握好剂量，先小剂量，以后再加大剂量，如用小艾壮或灸的时间短一些，壮数少一些，不要一开始就大剂量进行。

（13）如果感到过热或者皮肤有异样要及时停止施灸。

（14）对于皮肤感觉迟钝的大人或儿童，将示指和中指置于施灸部位两侧，以感知施灸部位的温度，确保既不伤皮肤，又能收到好的疗效。

（15）艾灸后的饮食以清淡为主，不要食用油腻、生冷的食物。

（16）施灸前后要避免洗澡、吃饭、喝酒等促进身体血液循环的事情。

（17）灸疗是辅助自然疗法。如果症状没有明显好转、在施灸中或施灸后身体感到异常，要及时停止施灸，并向医生和灸疗师等专业人员咨询原因。

19. 家庭常用艾灸方法有哪些？（视频：艾灸）

家庭常用艾灸方法主要有 4 种，即艾炷灸、艾条灸、温灸器灸和隔物灸。这几种艾灸的方法原理相同，都是用点燃的艾炷或艾条熏灸人体腧穴，从而达到治病养生的作用，下面详细介绍这几种艾灸的方法。

艾灸

（1）艾炷灸　艾炷是用艾绒捏成的圆锥形艾团，直接放于身体穴位和痛处点燃施灸的方法。《扁鹊心书》中说："凡灸大人，艾炷须如莲子，底阔三分，务要坚实；若灸四肢及小儿，艾炷如苍耳子大；灸头面，艾炷如麦粒大。"自己制作艾炷时可放适量艾绒置于平底磁盘内，用示、中、拇指捏成圆柱状即为艾炷，制作时将艾绒压得越实越好。

常分为 3 种规格。小炷如麦粒大小，适合体弱者使用；大炷如蚕豆大小，效力显著；中炷如黄豆大小，炷高 1 厘米，炷底直径约 0.8 厘米，炷重约

0.1克,可燃烧3~5分钟,在古代最盛行,艾炷灸有时会产生化脓甚至结痂,古代称为"瘢痕灸",认为要灸到化脓才说明病邪排出了体外。瘢痕灸所带来的剧痛、体表损伤及影响美容的瘢痕令现代人很难接受,运用得较少。现代家庭保健灸若采用艾炷灸,可选择"非瘢痕灸",即用少许蒜汁或油脂先涂抹于穴位和痛处皮肤表面,再将艾炷置于选定的穴位上点燃施灸,灸到皮肤稍觉烫或局部有温热感时,立即用镊子或筷子将艾炷夹去,更换新的艾炷,一般灸5~8壮,以局部皮肤出现轻度红晕为度,切忌等艾火烧到皮肤才移去,一般不会留下瘢痕。这种灸法因为不留痕迹、不化脓,容易被人接受,应用较为广泛。

(2)艾条灸　艾条灸又称悬灸,是以艾绒制成长条(称为清艾条),将艾条的一端点燃后,在穴位上灸的方法。若在艾绒中加入性温芳香药物制成艾条进行熏灸,则叫作"药条灸"。艾条灸的操作方法分为温和灸、回旋灸、雀啄灸3种。

1)温和灸:指将艾条燃着端与施灸部位的皮肤保持一定距离,在灸治过程中使患者只觉有温热而无灼痛的一种艾条悬起灸法。一般多用清艾条,操作方法为将艾条燃着一端在所选定的穴位上空熏灸,先反复测试距离,至患者感觉局部温热舒适而不灼烫,即固定不动(即定点定距灸),一般距皮肤约3厘米。每次灸10~15分钟,以施灸部位出现红晕为度。其作用温和,适用广泛,最适合患慢性病患者或年老、体弱者,还能消疲劳、防感冒,也很适合家庭保健。

2)回旋灸:指将燃着的艾条在穴区上方做往复回旋移动(即定距不定点)的一种艾条悬起灸法。回旋灸的艾条分为清艾条和药艾条。操作方法有以下两种。一种为平面回旋灸,即将艾条点燃端先在选定的穴区或患部熏灸测试,至局部有灼热感时,即在此距离做平行往复回旋施灸,每次灸20~30分钟,视病灶范围,还可延长灸治时间,以局部潮红为度,此法用于灸疗面积较大的病灶。另一种为螺旋式回旋灸,即将灸条燃着端反复从定穴区或病灶最近处,由近及远呈螺旋式施灸,本法适用于病灶较小的痛点及治疗急性病证,其热力较强,以局部出现深色红晕为宜。

3)雀啄灸:是指将艾条燃着端对准穴区一起一落地进行灸治。施灸动作类似麻雀啄食,故名。操作方法为取清艾条或药艾条一支,将艾条燃着端对准所选穴位,采用类似麻雀啄食般一起一落忽近忽远的手法施灸(即定点不定距),给予较强烈的温热刺激,一般每次灸治5~10分钟。亦有以艾条靠近穴区灸至患者感到灼烫时提起为一壮,如此反复操作,每次灸3~7壮。不论何种操作,都以局部出现深色红晕或患者恢复知觉为度。对小儿患者及皮肤知觉迟钝者,医者宜以左手示指和中指分置穴区两旁,以感觉灸热程度,避免烫伤。雀啄灸治疗一般每日1~2次,10次为一个疗程或不计疗程。此法热感较其他悬灸法为强,多用于急症和较顽固的病证。

(3)温灸器灸　温灸器灸是将艾线或艾条段点燃后放置在艾灸器内施灸的方法。温灸器是现代人通过对艾灸的研究,结合现代科技研发的更适合现代人养生保健的艾灸器具。它的优点是可以固定在身上,更方便,不用刮灰,节省耗材,更加温和,刺激性小,艾烟更少。现在市场上多见的有铜制艾灸罐、木制艾灸盒,还有竹子制成的。效果最好的是铜质的,其导热性、恒温性、耐用性较好。

(4)隔物灸　隔物灸又称"间隔灸",是在皮肤和艾炷之间隔上某种物品而施灸的一种方法。根据所隔药物的不同,又分为隔姜灸、隔蒜灸、隔盐灸、隔附子饼灸等。隔物灸火力温和,同时具有艾灸和所加药物的双重作用。其机制主要由其中所添加垫物的性质而定,如隔姜灸、隔附子饼灸可以加强其温阳补益的作用,多用于补虚助阳。

1)隔姜灸:取新鲜的生姜,切成比一元硬币略厚的薄片,中间用缝衣针或牙签扎3~5个小孔,放在选定的穴位上,再将艾炷放在姜片上,用火点燃艾炷尖,当灸局部感到灼痛时,可以将姜片稍稍提起,等灼痛消失后再放下,再行灸治,反复进行直至局部皮肤潮红为止。生姜性温味辛,具有助阳散寒、温中止泻的作用。常用于风寒感冒、咳嗽、胃寒呕吐、腹痛、腹泻等的治疗。

2)隔蒜灸:取新鲜的独头大蒜,切成比一元硬币略厚的薄片,中间用缝衣针或牙签扎3~5个小孔,放在选定的穴位或肿块上,再将艾炷放在蒜片上,用火点燃艾炷尖,当艾灸局部感到灼痛时,可以将蒜片稍稍提起,等灼痛消失后再放下,再行灸治,反复进行直至局部皮肤潮红为止。大蒜味辛,性温,有解毒、健胃、杀虫等作用。常用于腹中积块、未溃疮疖等的治疗。

3)隔盐灸:又称神阙灸,只用在肚脐。被灸者仰卧屈膝,用纯白干燥的食盐填平肚脐,取新鲜的生姜,切成比一元硬币略厚的薄片,中间用缝衣针或牙签扎 3~5 个小孔,放在肚脐上,再将艾炷放在姜片上,用火点燃艾炷尖,当艾灸局部感到灼痛时,可以将姜片稍稍提起,等灼痛消失后再放下,再行灸治,反复进行直至局部皮肤潮红为止。放姜片的目的是隔开食盐和艾炷的火源,以免食盐遇火起爆,导致烫伤。常用于急性腹痛、吐泻、痢疾、四肢厥冷和虚脱等的治疗。

20. 灸后如何护理及调养?

因为人体耐受能力的差异及施治方法的不同或不当,每个人会产生不同的灸后反应,有人会出现红色的灸痕和灼热感,但无灸瘢,有人则会出现水疱,前者无须处理即可自行恢复,后者则需要对疮面进行护理,并且还要特别注意后期的调养。

艾灸之后,患者应当注意身体的调养和护理,具体做法如下。

(1)艾灸之后需要喝一杯温水,水温稍高一些,60 ℃为最佳,这个温度能够缓解艾灸治疗过程中的口渴,也能迅速安定情绪。灸时若觉得干渴、烦热也可以适量饮用温水。

(2)谨慎起居,每天保证充足的睡眠,灸后运动要以散步、打坐为主,不可做剧烈运动。

(3)艾灸过程中和结束后一段时间内不能喝冷水、吃冷食和接触冷水,否则会影响艾灸的效果,不利于疾病的康复。艾灸后如果一定要洗手,需要用 50 ℃左右的水来洗。

(4)艾灸之后不要立刻洗澡,最好半个小时后再洗澡。艾灸 20~30 分钟后,毛孔张开,很容易受风、受冷、生病,全身经络也处于施灸后的休整状态,艾灸后的热度也逐渐挥发,此时再用热水洗澡,更有利于血液和淋巴循环。

(5)艾灸之后做好施灸部位的保暖,避免吹风扇、冷气,防止寒气入侵。

并且要保持情绪的稳定,因为情绪大起大落也会使艾灸效果大打折扣。

(6)不可立即进食。饮食宜清淡、温热,不要食用辛辣、油腻的食物,尽量以粗粮素食为主,太过饥饿或者太过饱腹都不利于艾灸疗效,尤其是有胃肠疾病的人,更要注意。

(7)如果是以艾灸治疗不孕不育症,在施灸后不宜马上同房。施灸后女性子宫和输卵管内温度较高,不利于精子的存活。施灸后1日再行同房,这时子宫和输卵管的环境已经变得有利于精子的存活。

21. 艾灸后如何进行自我诊查?

艾灸后的自我诊查方法见表3-2。

表3-2　艾灸后的自我诊查方法

灸后感觉和症状	可能原因
寒感,后腰有凉感	寒性体质;宜多灸
热感,腹腔发热传导到后腰,往上走到百会穴,往下走到涌泉穴	经络通畅
沉感,如被石压	腹部气血不畅,经络不通;宜多灸
腹部或后腰出油	血液中毒素过多,并伴有血脂高、血液黏稠
前几次感觉不明显,仅感觉皮肤微热	经络不通,身体比较寒
只有上半身热或是只有下半身热	半身经络不通
身体左右两边有一边不热	注意可能是偏瘫前兆或腰椎可能出现问题
手心或足心先出冷汗,后出热汗	体内寒气重
两脚感觉很重,更加睡不着	下肢经络没有灸通;继续灸或者是足浴后再灸
初觉很热,后觉不热	正常的平稳期或经络适应了;宜猛火灸
酸痛、疲劳、嗜睡(白天犯困)	酸性体质,血液循环差,气血不足
呼吸急促或不顺畅,情绪不稳定,头重	心肺功能弱,心肌供血不足

续表3-2

灸后感觉和症状	可能原因
胃胀气,腹部胀气	脾胃不和,原来就有胀气现象,调整的过程偶有症状加重的现象,都属正常,一般3~5次后就会好转
反胃、恶心	胃溃疡、胃炎或肝功能不佳
脐部灸出黄水	妇科炎症或胃肠炎症
会阴部痒、分泌物增加或有血块	妇科炎症或月经不调,调整经期中会出现短暂紊乱现象
尿量增加,尿色变化(颜色加深或变黑)	肾功能不佳,肾气不足,阳虚
出大汗,持续出汗	体虚,体内湿气重
失眠患者症状加重,睡眠质量下降	阳虚,神经衰弱,艾灸后激活免疫细胞,新陈代谢加快,3~5次后就会好转

22.怎样处理灸疱及灸疮?

由于个人体质的差异,每个人艾灸后的反应也是不尽相同的,有些人艾灸过后容易出现皮肤潮红、口渴、失眠、上火、灸疱及灸疮等反应,这些多数都属于正常的反应,其中最重要的就是要处理好灸疱及灸疮,同时做好灸后的调养。

(1)灸疱的处理　施灸后灸者容易出现水疱、水汽等现象,这些都是身体向外排邪所致,不用过于担心,若水疱较小,不用处理,只要注意不擦破,可任其自然吸收;若水疱较大,可用消毒的三棱针刺破水疱,放出水液或用无菌的一次性注射针抽出水液,同时碘伏消毒防止其感染,切记勿将疱皮剪除。

(2)灸疮的处理　灸后起疱,化脓后就形成灸疮,灸疮形成后要避免感染,每天在灸疮周围用碘伏棉球消毒,用干棉球吸干表面的脓液,不可以清理脓,否则不仅会引起灸疮疼痛,还会阻碍脓液外渗。若灸疮继发感染,应给予抗感染治疗。

23. 怎么快速安全熄灭艾条?

①把燃烧的艾条放入一个密闭的容器里,焖一会后,没有了空气艾灸就会自动熄灭了;②买一个专门的木质(铁质)灭火器,形状像酒盅,把艾条点燃的一端置于铁罐底部,盖上盖子,隔断氧气,自然就能熄灭了;③如果是不容易对付的粗艾条,可将燃烧的艾条放入水中浸一下,要把火头都浸到水里,但是别让艾条湿得太多,自然晾干后下次还可以接着使用。

24. 剩下的艾条如何保存?

艾灸时间到了,可以将还燃烧着的艾条直接灭掉,放到干燥的地方,下次艾灸时可以再用。艾条本身受气候的影响,也会有返潮的现象,所以不妨经常放到阳光底下晒一晒,尤其是雨季,更应如此。不仅仅是艾条,剩下的艾绒也要经常晒一下太阳。晒完太阳后,可以将剩下的艾绒放到一个口袋里面,密封进行保存。

25. 清洗艾灸罐的方法是什么?

当艾灸罐使用一段时间之后,里面会出现很多污垢,所以艾灸罐要定期清理,否则会影响热度和效果。方法:将艾灸罐完全浸入开水中,按照1∶1比例加入洗涤灵和漂白液,浸泡几分钟,等水温不烫手就可以用钢丝球洗了。注意,浸泡时要用开水。

此外,艾灸罐套在使用的时候会有很多油垢和烟垢的味道,因此也要定期清洗。艾灸时在艾灸罐外面包上两层纸巾或旧衣服布片,然后再装入布套里,艾灸罐套也会干净很多。

26. 施灸后何时可以再灸?

如果施灸后局部起水疱,则不宜再灸,须等水疱结痂好后再继续施灸;若施灸后第二天有疲劳感,则要休息一到两天,待精神恢复后再继续施灸;如果施灸后第二天出现身体发热、口苦、咽干,就要停止施灸,待上述感觉消失后方可继续施灸。

27. 艾灸燃烧的烟对人体有危害吗？

经常有人会担心艾灸燃烧的烟对身体有影响，其实，艾灸燃烧的烟对人体是没有危害的，完全可以放下心中的不安。人类使用艾灸的历史已上千年，研究表明，艾烟中对人体有益的成分有几十种。比如感冒的时候，点燃艾条熏熏，闻闻烟味，感冒会好得快，流清涕的症状也会减轻。当然，艾灸时要注意室内的通风，如果缺氧可就不好了。

28. 艾灸的时候是不是火力越猛越好？

《医宗金鉴》说："凡灸诸病，必火足气到，始能求愈。"所以灸时，不可火力太小，否则达不到一定的温热程度，不能取效。也不可太热，否则会造成皮肤表面很烫，让人难以忍受，而温度没有渗透下去，形成表热里不热的状态，也达不到治疗目的。艾灸既不能火力太小，也不能火力太强。应该使温度达到一定热度，恰到好处，才可起到治疗作用。

29. 艾灸后第二天喉咙疼痛是怎么回事？

艾灸后，有些人会面色潮红，并感觉喉咙干涩疼痛。这是艾灸后的正常反应，因为艾灸的热力进入体内，使血液流动加速，其产生的温热之气逐渐祛除体内的寒邪，导致寒邪外发，从而引起身体某些部位的上火和炎症。出现这些症状时，不必惊慌，也不要因此停止艾灸，可以在艾灸后适当喝些温水，并且继续坚持施灸，直至症状消失，这说明体内的寒气已基本排出体外了。

30. 艾灸对人体有没有副作用？

若是根据病症，找到了合适的艾灸穴位，掌握了正确的艾灸方法，并且灸量适当的话是不会产生副作用的。若是选穴不准确，操作不当，身体则会产生不适。这种情况下只需要进行适当调整，不适症状就会有所缓解。

另外，开始施灸也可能会出现发热、疲倦、口干、全身不适等症状，一般无须顾忌，继续施灸即能消失。之所以会出现这些不适反应，是因为艾灸的热力进入体内，逐渐祛除体内的湿寒邪气，导致邪气外发，从而引起身体某些部位上火和炎症。艾灸时还要集中精神,以防烫伤。正确的艾灸方法固然对身体没有副作用,不过起效比较慢,需要长期坚持,勿急于求成,这样才会收到意想不到的效果。

(唐荣欣　任蕾元)

(七)耳穴贴压护理

1. 什么是耳穴贴压?(视频:耳穴贴压)

耳穴贴压是采用王不留行籽等丸状物贴压于耳郭上的穴位或反应点,通过其疏通经络,调节脏腑气血功能,促进机体的阴阳平衡,达到防治疾病、改善症状的一种操作方法。

耳穴贴压

2. 耳穴贴压的原理和优点是什么?

耳穴贴压的原理:从疾病诊治上论,如果体内发生病理变化时,耳郭上会呈现反应点,在此反应点上加以刺激,就可以达到治疗疾病的效果。

耳穴贴压的优点:简便易行、花费少、安全无不良反应、适应证广等。

3. 耳穴贴压的适应证和禁忌证是什么?

耳穴贴压适应证:各种疼痛性疾病、各种炎症性疾病、变态反应性疾病及胶原组织性疾病、内分泌代谢及泌尿生殖性疾病、功能性疾病、各种慢性病。

耳穴贴压禁忌证:严重的心脏病、严重的器质性病变、外耳皮肤破溃,对酒精和胶布过敏者,孕妇。

4. 运用耳郭可以诊断疾病吗?

古人曰:"有诸内,必形诸外。"一语概括了机体内脏与体表相关的规律。古人确实观察了躯体内脏病变在耳郭上出现的反应。

5. 小儿可以做耳穴贴压吗?

在临床上,耳穴贴压可用于儿童厌食症、腹泻、咳嗽、遗尿、多动症、弱视等的治疗。

6. 耳穴贴压真的有效吗? 可以防病吗?(视频:耳穴贴压科普)

耳朵是经络所聚集处,对内脏的调节起着重要作用。

中医学的思想,首重预防。中医认为疾病的发生,虽然与自然界气候变化有关,更重要的却在于人体之虚。耳穴治疗可广泛应用于疾病的前趋期,矫正可逆性疾病,提高机体健康水平。

耳穴贴压
科普

7. 耳穴贴压选穴越多越好吗?

应根据不同病症的需要,经全面考虑后,合理组合配穴,先选定主穴,然后再定配穴。要提倡少而精,一般以2~5个穴位为宜,主穴选2~3个,配穴1~2个。

8. 贴一次能感觉到身体变化吗?

耳穴贴压是按疗程来操作的,不是一次操作就可以达到效果。因为每个人的体质等都不一样,所以操作一次可以保持的时间是不一样的。

9. 耳穴分布与人体对应的规律是什么?

耳垂——头面部;对耳屏——头、脑、神经系统;耳屏——咽喉、内鼻、鼻咽部;对耳轮——躯干、运动系统;耳舟——上肢;三角窝——盆腔、内生殖器;耳轮脚——膈肌;耳甲艇——腹腔。

10. 耳穴有特定穴吗?

在耳部,通过一个耳穴可以诊断出一种疾病,这种耳穴被称为特定穴。耳部有36个特定穴。

11.常见疾病的取穴有哪些?（视频:耳穴贴压常用穴位）

(1)止晕 枕、晕点、肝、外耳。

(2)止咳 相应部位、平喘穴、口、脑干、神门、枕。

(3)止吐 贲门、胃、枕、皮质下、神门。

(4)降压 神门、肝、肾、心、额、枕、隔、皮质下。

(5)强心 交感、肾上腺、缘中、皮质下、心。

(6)利尿 肾、脾、肺、三焦、内分泌、腹腔积液点。

(7)通便 大肠、脾、三焦、腹、肺、消化系统皮质下、便秘点、艇中。

(8)止泻 直肠、大肠、脾、神门、枕、内分泌。

(9)明目 肾、肝、眼、目、耳尖放血。

(10)感冒 内鼻、肺、外耳、肾上腺。

(11)抗过敏 风溪、内分泌、肾上腺、肝。

(12)抗风湿 肾上腺、内分泌、肾、肝、脾、三焦。

(13)退热 耳尖、屏尖、肾上腺三点放血,交感、丘脑、肺、枕、内分泌。

(14)调理内分泌 内分泌、缘中、丘脑、肾、肝。

(15)安眠 神门、肾、心、皮质下、枕、神经衰弱区。

(16)降糖 胰腺点、胰、内分泌、缘中、丘脑、皮质下。

(17)调经 内分泌、缘中、丘脑、卵巢、肾、内生殖器。

(18)催乳 胰腺、缘中、内分泌、丘脑、肝、肾。

耳穴贴压
常用穴位

12.耳穴贴压需要哪些材料?（视频:耳穴贴压方法及注意事项）

贴压的药物:植物种子、药物种子、药丸等。

胶布:将医用胶布剪成0.6厘米×0.6厘米的小方块,将贴压药物粘在胶布中央,逐块排列在纱布上。

耳豆板:贴压耳穴较多时,可准备一块耳豆板。

其他:镊子、酒精、棉签(图3-24)。

耳穴贴压
方法及注
意事项

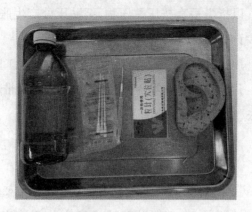

图3-24　耳穴材料

13. 常用耳穴贴压种类和注意事项有哪些?

王不留行籽耳压法、磁珠耳压法、绿豆耳压法、油菜籽耳压法、冰片耳压法、六神丸耳压法、人丹耳压法。

耳穴贴压注意事项:

(1)防止胶布潮湿和污染,避免贴压物贴敷张力低和皮肤感染。

(2)夏季因多汗,贴压时间不宜过长,耳郭有冻疮、炎症时不宜贴压。

(3)贴压后疼痛较甚时,一般只要局部稍放松一下胶布或移动位置即可。

(4)耳压时,耳穴一次不宜选用过多,一般以3~5个为宜。

(5)贴压后患者自行按压时,切勿揉搓,以免搓破皮肤,造成感染。

14. 耳穴贴压多长时间算一个疗程?

慢性疾病每周换贴耳穴3次,每次用一侧耳穴,两耳交替运用,10次为一个疗程,每个疗程休息10天。

15. 做了耳穴贴压怎样按压?

(1)对压法　用拇、示指置于耳郭的正、背面,相对压迫贴于耳穴上的贴压物,拇、示指可边压边左右移动,寻找痛、胀较明显的位置。

（2）直压法　以指尖垂直按压贴压物,至贴压处产生胀痛感,持续按压 20~30秒,间隔少许,重复按压。

（3）点压法　用指尖一压一松,间断地按压耳穴,每次间隔0.5秒。

（4）揉压法　用指腹轻轻将贴压物压实,然后顺时针带动贴压物皮肤旋转,以贴压处有胀、酸、痛或轻微刺痛为度。

16. 耳穴贴压一次选几个穴位?

应根据不同病症的需要,经全面考虑后,合理组合配穴,先选定主穴,然后再定配穴。要提倡少而精,一般以2~5个穴位为宜,主穴选2~3个,配穴1~2个。

17. 耳穴贴压操作要点有哪些?

选择耳穴部位:严格消毒,消毒范围视耳郭大小而定。左手手指托持耳郭,右手用镊子夹取分割好的方块胶布,中心粘上准备好的药豆,对准穴位贴压其上,按摩1~2分钟。每次贴压2~5个穴位,每日按压3~4次,每次2~3分钟(图3-25)。

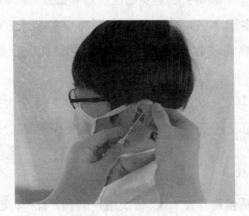

图3-25　耳穴贴压

18. 耳穴贴压常见的反应有哪些?

疼痛反应:大多数耳穴会有疼痛感,少数会有酸麻、胀痛感,刺激数分钟后,耳郭局部或整个耳郭逐渐出现充血、发热,属于治疗中得气反应,疗效好。

经络反应:部分耳穴刺激后沿着经络循环有酸麻、蚁走感,与刺激强弱有关。

19. 耳穴贴压为什么要用王不留行籽? 有什么功效?

王不留行籽具有行血通经的功效,贴在耳穴上可以起到特定的保健治疗作用,效果明显。

20. 耳穴贴压后按着很痛是什么原因?

因为耳朵上有很多穴位,反映了身体的各个脏器,有很多压痛点,所以贴耳穴就是为了刺激这些压痛点。

21. 怎样观察耳郭的变化?

当人体生病时,便会在耳郭的相应部位产生各种预警信号,即"阳性反应"。

(1)变色 常见的变色有鲜红、暗红、苍白、晦暗等,表现为点状或片状改变。多见于胃炎、消化性溃疡、肠炎、肺炎等。

(2)变形 常见的变形有结节状隆起、点状或圆形状凹陷、条索状隆起或凹陷等。多见于肝大、结核病、肿瘤、胃下垂等。

(3)丘疹 丘疹即小的凸起,见于妇科疾病、肠道疾病、慢性胃炎等。

(4)血管充盈 常见的血管充盈有血管局部充盈,特别清晰,呈暗紫色或青紫色,多见于冠心病、高血压、支气管扩张等。

(5)脱屑 常见的脱屑有白色糠皮样皮屑,不易擦去。见于皮肤病、便秘等。

22. 感冒耳穴贴压后如何护理? (视频:常见疾病耳穴贴压后的调护)

(1)注意休息,每天大量饮水。

(2)饮食宜清淡,多食富含维生素 C 的水果,如橙子、猕猴桃等。

(3)葱白、生姜各 30 克,盐 5 克,一起捣成糊状,用纱布包好,涂擦背、腘窝、肘窝。

常见疾病耳穴贴压后的调护

23. 咳嗽耳穴贴压后如何护理?

（1）少吃过咸、过甜的食物,禁食辛辣、油炸食物。

（2）多喝水,充足的水分可以帮助稀释痰液,使痰易于咳出。

（3）适当吃些梨、苹果、柚子等水果,但不宜过多。

（4）可配合药膳进行治疗,如贝母冰糖粥,做法为将粳米 50 克放锅里,加适量水,大火煮沸,改小火煮半熟时,放贝母粉 10 克及适量冰糖,至煮烂即可。

24. 高血压耳穴贴压后如何护理?

（1）保证充足睡眠,注意劳逸结合。

（2）眩晕发作时应卧床休息,少做或不做旋转、弯腰等动作。

（3）饮食清淡易消化,多食蔬菜、水果。禁食辛辣、刺激性食物。

（4）每晚温水洗脚后,用双手拇指按摩双足涌泉穴 3～5 分钟。

（5）可配合药膳进行治疗,如雪羹汤,做法为将荸荠、海蜇头各 100 克洗去盐分,煮汤饮服,具有良好的降压作用。

25. 胃痛耳穴贴压后如何护理?

（1）饮食要规律,每日三餐均应定时。间隔时间合理,急性胃痛患者应尽量少食多餐。

（2）多食清淡食品,少食肥甘及刺激性食物。

（3）每天可捏一捏小腿内侧 1/3 肌肉部分,自上而下按捏,再自下而上按捏。

（4）可配合药膳进行治疗,如桂皮山楂汤,做法为将山楂肉 10 克放入砂锅内,加适量清水,煮 15 分钟后,放入桂皮 6 克,煮熟后滤汁放入红糖 20 克。

26. 便秘耳穴贴压后如何护理?

（1）养成定时排便的习惯。

（2）多吃粗粮及含纤维素多的新鲜蔬菜、水果,多喝水。可每天空腹喝一杯淡盐水。

(3)可选择散步、慢跑、打太极拳等运动。

(4)可配合药膳进行治疗,如百合蜂蜜糊,做法为将百合 250 克放入锅中,加适量清水,再加入适量蜂蜜,搅拌后食用。

27. 失眠耳穴贴压后如何护理?

(1)睡前半小时不用脑,不看情节紧张的电视。睡前不喝咖啡、浓茶,不抽烟、不喝酒。睡前洗热水澡或温水泡脚。卧室应保持安静,温、湿度适宜。

(2)可配合药膳进行治疗,如猪心安神汤,将猪心一个,酸枣仁、茯苓各15 克,远志 5 克放入锅中,加适量水,炖至猪心熟透即可。

28. 牙痛耳穴贴压后如何护理?

(1)注意口腔卫生,养成早晚刷牙、饭后漱口的习惯。

(2)勿吃过硬食物,少吃过酸、过热食物。

(3)可配合药膳粥进行治疗,如二冬粥,做法为将麦冬、天冬各 50 克洗净切碎,同大米 100 克放入锅中,加水适量,熬煮成粥,适用于虚火牙痛者。

29. 肥胖耳穴贴压后如何护理?

(1)饭前喝一杯水,减轻饥饿感。喝绿茶,促进新陈代谢,加速脂肪燃烧。

(2)膳食不宜过油、过甜、过多。增加粗粮和蔬菜。少吃零食、膨化食品。

可配合药膳粥进行治疗,如荷叶粥,做法为将鲜荷叶一张放入锅内,加适量清水,大火煮沸后,转小火煮 10 分钟左右,去渣留汁,再放入粳米100 克,熬煮成粥。

(王德贞)

（八）穴位贴敷

1. 什么是穴位贴敷？

穴位贴敷是以中医经络学说为理论依据,把药物研成细末,用水、醋、姜汁、酒精、蛋清、蜂蜜、植物油、清凉油、药液等调成糊状,或将中药汤剂熬制成膏状,或用油脂、米饭、枣泥等制成软膏、丸剂或饼剂,再直接贴敷于穴位或患处,用来治疗疾病的一种无创伤的治疗方法(图 3-26)。

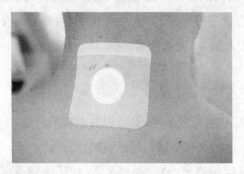

图 3-26 穴位贴敷

2. 穴位贴敷疗法的作用是什么？

穴位贴敷疗法是通过刺激穴位疏通经络、调理气血,以达到平衡脏腑的作用。

3. 穴位贴敷疗法适用于哪些疾病？

穴位贴敷疗法适用范围很广,不仅可以治疗体表的病症,还可以治疗一些急性病症,包括内科、外科、妇科、儿科、皮肤科、五官科等各种疾病,目前不但可治疗常见病,还可治疗肺结核、肝硬化、冠心病、癌症、高血压、传染病及其他疑难病。

4. 穴位贴敷疗法适用于哪些人群？

穴位贴敷疗法不仅适用于有明显病症的人群,还可运用于养生保健和亚健康状态的调理,在应用时多选用补阴壮阳、益气活血、温经通络的药物,起到增强人体正气,提高身体抵抗力,预防疾病的作用。

5. 哪些患者慎用穴位贴敷疗法?

过敏体质和对中药过敏者,2 岁以下婴幼儿,久病、体质虚弱、消瘦及有严重心、肺、肝、肾功能障碍者,瘢痕体质等特殊人群应慎用。

6. 哪些人群禁用穴位贴敷疗法?

孕妇禁用;久病者,贴敷局部皮肤有创伤、溃疡、感染者,严重脏器功能障碍者禁用;疾病发作期的患者,如急性咽喉炎、发热、咯血、黄疸、慢性咳喘病的急性发作期者禁用等。

7. 穴位贴敷疗法是如何选穴的?

穴位贴敷疗法选穴时多通过辨证选穴,通常直接选用痛点,即"阿是穴",利用药物直接作用于患处,其次是多选用窍穴,如神阙,因其与内脏有密切的联系。贴敷时多以主穴为中心点,兼贴周围其他穴位。

8. 穴位贴敷治疗时贴敷时间和疗程是多久?

2 岁以上儿童贴药时间为 0.5 ~ 2 小时,年龄大点的儿童为 2 ~ 4 小时,成年人为 4 ~ 8 小时。具体贴敷时间根据皮肤反应、个人体质及耐受能力决定,一般如果感觉有明显的不舒服,可自行取下。穴位贴敷的疗程一般为 3 ~ 5 年。

9. 穴位贴敷的注意事项有哪些?

贴敷之前要清洁皮肤,以防感染;刺激性强、毒性大的药物,贴敷穴位不宜过多,贴敷面积不宜过大,贴敷时间不宜过长,以免刺激过大或发生药物中毒;对幼儿、久病、体弱者一般不贴刺激性强、毒性大的药物,同时注意贴敷面积不宜过大,贴敷时间适当缩减,并在贴敷期间时刻观察病情变化和有无不良反应;贴敷不宜空腹进行,贴敷时注意休息,不宜吃生冷、海鲜、辛辣等刺激性食物。

10. 穴位贴敷疗法的优点有哪些?

穴位贴敷疗法作为中医外治的一种独特疗法,既可以刺激穴位,激发经络之气,又可以使药物经过皮肤由表入内,循经络传至脏腑,发挥治疗作用,以调节脏腑的气血阴阳,还避免药物从口入消化道的伤害,从而达到治疗疾病的目的。穴位贴敷疗法简单易行,安全可靠,见效快,费用低廉,非常适合现代人养生保健之需。

11. 如何提高穴位贴敷的疗效?

可以配合适当按摩加热和加电,使穴位贴敷的药物对皮肤的渗透力增强,以提高疗效。

12. 所有疾病都可以通过穴位贴敷疗法进行治疗吗?

穴位贴敷疗法虽好,但对于某些复杂的病症也有一定的局限性,比如治疗一些慢性病,穴位贴敷疗法可与内服药物疗法同时使用,并最好搭配饮食疗法、合理的作息习惯等生活调理,这样可以缩短疗程,进一步提高治疗效果。

13. 穴位贴敷疗法常用的赋形剂有哪些?

水、醋、盐水、生姜汁、酒、蒜汁、凡士林、鸡蛋清、蜂蜜、麻油、植物油、透皮剂等。赋形剂能够帮助药物附着,促进药物的渗透吸收,所以赋形剂的选用是否得当很关键。

14. 穴位贴敷疗法必须在医院接受治疗吗?

穴位贴敷疗法简单易行,便于操作,只要在医务人员的正确指导下可以在家中自行进行贴敷治疗,这也是穴位贴敷被广大群体接受的优点之一。

15. 如果在家中自己进行穴位贴敷治疗,应注意哪些问题?

如果在家中自己进行治疗,要注意准确选取穴位,固定妥当,并且严格按照医务人员的嘱咐控制贴敷时间,在贴敷治疗期间注意观察皮肤变化,如遇不良反应应及时就医。

16. 如果在家中自己进行穴位贴敷治疗,具体操作流程有哪些?

准备好贴敷药物、贴敷胶布,将药物置于胶布中心,进行穴位定位,将药物贴敷至相应穴位,核对穴位,贴敷完成(图3-27~图3-29)。

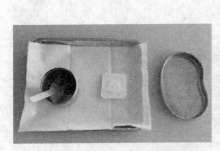
图3-27　穴位贴敷准备

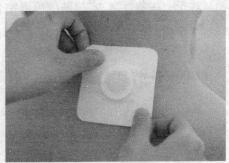
图3-28　穴位贴敷大椎

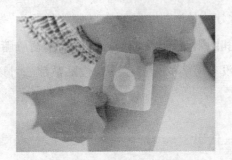
图3-29　穴位贴敷足三里

17. 有些人穴位贴敷治疗后皮肤出现水疱或溃疡,应如何处理?

贴敷部位出现水疱或溃疡,待皮肤痊愈后再行治疗。小的水疱一般无须特殊处理,让其自然吸收。大的水疱应以消毒针刺破,排净疱内液体,涂上碘伏等消毒,覆盖消毒敷料,防止感染。

18. 穴位贴敷疗法可以"包治百病"吗？

穴位贴敷疗法虽然应用广泛，但也并非"包治百病"的万能方。

19. 中医治疗见效比较慢，那么穴位贴敷疗法对于一些急性病也适用吗？

对于一些急性病，穴位贴敷可以结合其他药物或者西医疗法进行治疗，可加快疾病的治愈，提高治疗效果。

20. 穴位贴敷治疗时贴敷的时间越长治疗效果越好吗？

所谓凡事都应有个度，穴位贴敷治疗时，应合理把握贴敷的时间，如果"过度治疗"就会引起皮肤过敏等不适症状。

21. 为什么没有疾病的人群也适合穴位贴敷治疗？

因为穴位贴敷疗法是通过中药对皮肤穴位的刺激，发挥经络系统整体调节作用，从而调和阴阳、扶正祛邪、疏通经络、平衡脏腑，达到预防和治疗疾病的效果，所以没有疾病的人群接受穴位贴敷疗法可以起到预防疾病的目的。

22. 什么是三伏贴？

三伏贴，又名天灸，是一种传统中医的治疗法。以中药直接贴敷于穴位，经由中药对穴位产生刺激，达到治病、防病的效果。中医认为，在一年中最热的"三伏天"贴敷，可以治疗多种反复发作及过敏性病证，如鼻炎、气管炎、咽炎、哮喘等。连续贴敷3年以上，上述疾病大多能够明显减轻症状，减少发病率。

23. 三伏贴有哪些功效？

三伏贴可疏通经络，调理气血，宽胸降气，健脾和胃，鼓舞阳气，调节人体的脏腑功能，使机体的免疫功能不断增强，从而达到振奋阳气、促进血液循环、祛除寒邪、提高防御功能的效果。

24.三伏贴贴敷的疗程是怎样的?

三伏贴贴敷疗法3~5年为一个疗程。但根据个体差异、患者的病情,医生会对贴敷时间、次数做适当调整。

25.夏季进行三伏贴贴敷有哪些好处? 贴敷的最佳时机是什么时候?

"三伏天"是一年中最热的时候,此时阳气发泄,气血趋于体表,皮肤松弛、毛孔张开,利用药物渗透皮肤,刺激穴位,可起到疏通经络、温阳利气、驱散伏痰、调节脏腑的功能,达到急则治其标、缓则治其本的效果。因此,在"三伏""三九天"利用穴位贴敷疗法来治疗呼吸系统疾病、免疫功能低下及一些过敏性疾病能取得很好的治疗效果。一般在每年夏天,农历"三伏天"的初、中、末伏的第一天进行贴敷治疗,如果中伏为20天,间隔10天可加贴1次。

26.三伏贴贴敷的适应证有哪些?

支气管哮喘、慢性支气管炎、肺气肿、肺心病、慢性咳嗽、反复感冒、慢性鼻炎、慢性咽炎等多种肺病;风湿与类风湿性关节炎,强直性脊柱炎;慢性胃肠炎、慢性胃炎、胃痛、溃疡病、慢性腹泻;小儿厌食、遗尿;虚寒头痛、颈肩腰腿痛、胸腹痛、痛经等虚寒性的疾病亦可贴敷。

27.三伏贴贴敷的禁忌证有哪些?

肺炎及多种感染性疾病急性发热期的患者;对贴敷药物极度敏感,特殊体质及接触性皮炎等皮肤病患者;贴敷穴位局部皮肤有破溃者;妊娠期妇女;糖尿病患者;肿瘤患者、心脏起搏器植入术后患者等。贴敷期间,慎食辛辣、海鲜、羊肉、蘑菇等食物。

28.三伏贴的正常反应有哪些?

贴敷后局部皮肤微红或有色素沉着、轻度瘙痒均为正常反应,不影响疗效。

29. 三伏贴贴敷的注意事项有哪些?

(1)儿童每次贴 2～4 小时,局部有痒、热、微痛等感觉均为正常反应,少数人因皮肤太敏感,和胶布接触的局部皮肤会出现水疱,可外敷消炎药膏以防感染。如果水疱较大,要到医院处理。贴敷后皮肤有明显色素沉着为正常反应。有的患者贴敷后皮肤无反应,这并不影响疗效,可适当延长贴敷时间。过敏性皮肤或瘢痕皮肤患者,敷药后如有灼热疼痛感觉,应立即取下药膏。

(2)尽量保持涂药处的干燥,可以吹空调,但是温度一定要适中,不要对着空调的冷风吹。

(3)在贴敷期忌食生冷、油腻、辛辣的食物。不要吃高蛋白食物及海鲜。

(4)贴药当天不能游泳,4～6 小时内不要洗冷水澡。此外,要在饮食、生活上有所节制,不要贪凉,以达到最佳治疗效果。要远离空调,因为进入空调房后,皮肤毛孔收缩,影响药物的渗入;还应少吃冷饮,冷饮不但伤及脾胃,还可使沉积在体内的寒气凝滞,影响疗效。还应注意的是,三伏贴不是治疗慢性病的特效药,不能完全替代其他药治疗,原来在服药的慢性病患者,不要盲目减药、停药。

30. 相同症状的人都适用于同一种三伏贴吗?

三伏贴使用的时候必须经中医辨证才会更有效,因为病与证不同,同病可能不同证,冬病夏治法适用于虚寒证,禁用于发热、糖尿病、结核病,若是热证,则热更盛,这是必须禁止的。另外价格相差很大的,其实效果差别不大,这个药监局都有统一定价,有些医院依靠名气大乱抬价,有些社区不经辨证,所以价格便宜,但效果不好。中医辨证论治的过程是对患者负责,有些患者虽不适这种灸法或贴敷,中医可以选用其他冬病夏治法,如针灸、熏洗、拔火罐,只是灸法或贴敷更加方便,适宜推广。

(袁 冬 李 笑 尹 夏)

(九)抚触推拿护理

1. 什么是婴儿抚触? （视频:新生儿抚触）

新生儿抚触

婴儿抚触,也叫婴儿触摸,是一种通过触摸婴儿的皮肤和机体,刺激宝宝感觉器官的发育、促进宝宝的生长发育和神经系统反应,同时可增加宝宝对外在环境的认知。

婴儿抚触并不是一项时髦活动,它是一种医疗方法。因为抚触从一开始就是和医学探索联系在一起的。自从有了人类就有了抚触,在自然分娩的过程中,胎儿都接受了母亲产道收缩这一特殊的抚触。皮肤是人体接受外界刺激最大的感觉器官,是神经系统的外在感受器。在抚触的过程中,还能培养亲子之间的浓厚感情。

2. 抚触对婴儿有什么好处?

科学、系统的抚触,有利于促进婴儿的生长发育,提高机体的免疫力;刺激皮肤,降低各种婴幼儿皮肤病的发生;可改善消化系统、增进食物的吸收和利用,减少哭闹、改善婴儿睡眠质量;促进婴儿健康成长,同时增进父母与宝宝之间的感情交流,促进宝宝心理健康成长。

3. 抚触前需要准备什么东西?

抚触前需准备婴儿润肤乳液、毛巾、尿布及需替换的衣物。需注意由于宝宝的皮肤细嫩,按摩油要选择无刺激、不会造成毛孔堵塞、清淡易吸收的润肤油。

4. 婴儿抚触前有什么注意事项?

抚触前,取下戒指、手表,清洗双手。室温保持在28~30 ℃,室内环境保持安静、舒适、温馨。同时选择适当的时间,避开宝宝疲劳、饥渴或烦躁时。按摩过程中,要随时保持双手的温热。

5. 婴儿抚触时的手法有什么要求?

抚触时,将婴儿润肤液倒在掌心,不要将乳液或油直接倒在宝宝身上。抚触手法从轻开始,慢慢增加力度,以宝宝舒服配合为宜。如果操作过程中发现宝宝有不适现象,应该立即停止。抚触时的顺序:头部—胸部—腹部—上肢—手—下肢—脚—背部—臀部。

6. 每次抚触多长时间?

第一次抚触的时间可以在 5 分钟以内,以后逐渐延长到 15~20 分钟,每天一次。

7. 婴儿抚触应该怎么做?

(1)头面部抚触 ①用两手拇指从前额中央向两侧推;②两拇指由下颌处中央向两侧脸颊滑动,画出微笑状;③两手从前额发迹向头部外上方抚向枕后,两手中指分别停在耳后。

(2)胸部抚触 两手掌分别从宝宝胸部的外下方交叉滑动至对侧肩部,画出一个大的交叉形。

(3)腹部抚触 四指并拢,轻放在宝宝的腹部,沿着肚脐周围顺时针方向做半圆按摩动作。

(4)四肢抚触 两手抓住宝宝胳膊,交替从上臂至手腕轻轻挤捏,然后从上至下搓滚,对侧和双下肢做法相同。

(5)手足抚触 用两拇指指腹从宝宝脚跟向脚趾方向推进按摩,并按摩脚趾关节,双手与双脚做法相同。

(6)背部抚触 使宝宝呈俯卧位,双手由脊椎向两侧按摩,然后沿脊椎从上向下按摩(图 3-30)。

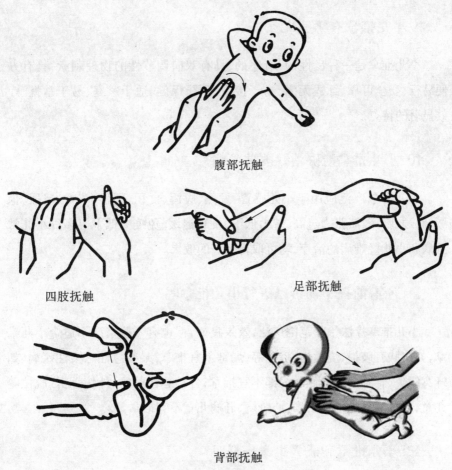

腹部抚触

四肢抚触　　　　　　　　　　足部抚触

背部抚触

图 3-30　婴儿抚触

8. 什么是小儿推拿?

推拿古称按摩、按跷、兀案,是人类在长期与疾病斗争过程中,逐步认识、总结、发展出的一种最古老的医疗方法。用手或肢体的其他部分,按各种特定的技巧动作和规范化的动作,以力的形式作用在体表,用来预防、治疗疾病。是建立在中医学整体观念的基础上,运用各种手法刺激穴位,使经络通畅、气血流通,以达到调整脏腑功能、治病保健目的的一种方法。

9. 小儿推拿有哪些优点?

小儿推拿是一种良性的、有序的、具有双向调节性的物理刺激,具有方便易行、安全可靠、舒适无痛、易于接受、预防保健、适于家庭、易于掌握、疗效显著的特点。

10. 小儿推拿能够治疗哪些疾病?

小儿推拿广泛应用于小儿感冒、发热、腹泻、食积、便秘、咳嗽、遗尿、惊厥、斜颈、脑瘫、肌张力过高、智力低下、发育迟缓、免疫力低下等多种小儿常见病和小儿疑难病的治疗,均可取得较好的效果。

11. 所有的孩子都可以进行小儿推拿吗?

小儿推拿疗法治疗范围广泛,效果良好,但也有一些情况不适合小儿推拿,如皮肤有破损、烧烫伤、疖疮等,局部不宜推拿;某些急性感染性疾病,如蜂窝织炎、骨结核、丹毒等,局部不宜推拿;各种恶性肿瘤、外伤骨折、脱位等儿童,以及某种急性传染病、心脏病、肝病儿童不宜推拿。

12. 小儿推拿和成人推拿一样吗?

小儿推拿与成人推拿不同。小儿肌肤娇嫩、神气怯弱,在操作手法上强调轻快柔和、平稳着实,注重补泻手法和操作程序。同时,小儿推拿有独有的特定穴,不仅有点状的,还有线状的、面状的。常用穴位以两手居多,中医讲"小儿百脉汇于两掌"。

13. 小儿捏脊和小儿推拿一样吗?(视频:小儿捏脊)

小儿捏脊属于小儿推拿的一种,是连续捏拿脊柱部肌肤,以防治疾病的一种方法。

小儿捏脊

14.小儿捏脊能治疗哪些疾病?

常用于治疗小儿"疳积"之类病症,所以又称"捏积疗法"。有疏通经络、调整阴阳、促进气血运行、治疗脏腑功能及增强机体抗病能力等作用。在健脾和胃方面的功效尤为突出。

15.小儿便秘的推拿手法有哪些?(视频:小儿便秘推拿治疗)

现代父母的喂养方式及饮食过于精细等原因,导致宝宝很容易发生便秘,轻者消化不良、排便困难,严重者甚至会引起发热。长期便秘可影响孩子的消化功能,使食欲减退,逐渐造成孩子营养不良,也可导致肛裂或痔疮,影响孩子正常生长和发育。孩子脏腑娇嫩,不能总是依赖药物解决便秘问题。在医院明确诊断,排除肠扭转、肠套叠等疾病后,在家可以采用一些简单的推拿方法来缓解宝宝便秘,下面介绍一下基本手法。

小儿便秘
推拿治疗

(1)清大肠(3~5分钟)(图3-31)

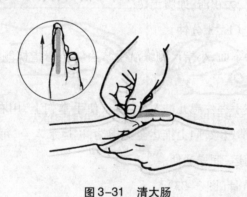

图3-31 清大肠

位置:位于示指桡侧缘(近大拇指一侧),自指尖到虎口呈一直线。

操作方法:用拇指面沿直线自虎口向指尖直推,称清大肠,每次100~200次。

作用:清热通便。

（2）退六腑(3～5分钟)（图3-32）

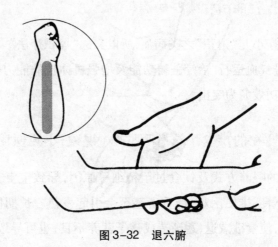

图3-32　退六腑

位置：位于前臂尺侧(近小指的一侧)，腕横纹至肘横纹呈一直线。

操作方法：用拇指面从肘沿前臂尺侧推向掌根，称退六腑，每次100～200次。

作用：消积食、去积滞，通腹泻热。

（3）运水入土(1～3分钟)

位置：位于手掌面，小指尺侧缘沿手掌边缘至拇指桡侧尖端呈一条弧形曲线。

操作方法：左手握住患儿的左手手指，使手掌朝上，用右手拇指侧面，自患儿小指端循手掌边缘，向上推运至拇指端，称运水入土，每次100～300次。

作用：健脾助运，润燥通便。

（4）推下七节骨（图3-33）

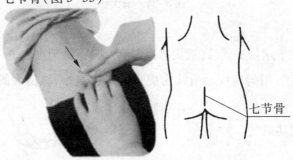

七节骨

图3-33　推下七节骨

位置:位于第4腰椎至尾椎骨末端呈一直线。

操作方法:用拇指面从第4腰椎沿脊柱推至尾骨尖,每次100～200次。

作用:泻热导滞通便。

(5)摩腹(图3-34)

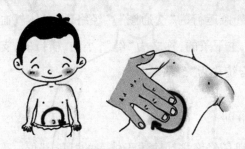

图3-34　摩腹

操作方法:用掌面或四指指腹在腹部做顺时针旋转推动,称摩腹,每次100～300次。

作用:消食导滞通便。

(6)揉龟尾(图3-35)

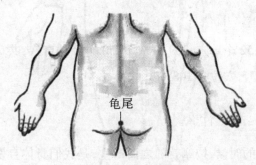

龟尾

图3-35　揉龟尾

位置:位于尾椎骨末端。

操作方法:中指屈曲,以指端置于尾骨前方,行点法、揉法、振法。点10次左右,揉3～5分钟,振1分钟。

作用:通便。

小儿推拿,绿色疗法,不吃药、不打针,解决孩子便秘大问题!

(陶晓歌)

（十）穴位按摩

1. 什么是经络?

经络是人体气血运行的"交通图"。经络,即身体气血运行的通道。其中,大的、纵行的、主干条的,称之为"经";小的、横行的、支线条的则称之为"络";二者相结合统称为"经络"。

2. 什么是穴位?

穴位是人体脏腑经络之气输注于体表的特殊部位。人体的穴位分别归属于相应经络,而经络又隶属于相关脏腑,就使穴位-经络-脏腑间相互关联,密不可分。同时,穴位不仅是气血输注的部位,也是邪气所客之处所,又是针灸防治疾病的刺激点。通过针灸、按摩、艾灸等对穴位的刺激以通其经脉,调其气血,使阴阳归于平衡,脏腑趋于和调,从而达到扶正祛邪的目的。

3. 人体有多少个穴位?

人体周身有 52 个单穴,309 个双穴,50 个经外奇穴,共 720 个穴位。医用 402 个,其中要害穴位有 108 个。

4. 按摩的起源是什么?

人类在诞生的时候,按摩就随之而产生,是我们身体自发的一种本能的自我治疗的方法,是人类最早、最原始的理疗手段。通过按压、揉摩、针刺和灸法,刺激人体的经络穴位,调整机体的功能状态,以达到治病的目的。早在远古时期,中国就有推拿医疗的活动。经过长期实践后,古人认识到了按摩的作用,并成为自觉的医疗活动,以后逐步发展形成了中医的推拿学科。

5. 穴位按摩的功能有哪些?（视频:穴位按摩）

穴位按摩

穴位按摩是以中医理论为基础的保健按摩,以经络穴位按摩为主,其手法渗透力强,可以放松肌肉、解除疲劳、调节人体功能,具有提高人体免疫力、疏通经络、平衡阴阳、延年益寿的功效。穴位按摩的应用范围很广泛,在外科、内科、妇科、儿科、五官科及保健美容方面都可以使用,尤其对慢性病、功能性疾病疗效较好。

6.取穴定位法都有哪些?

(1)体表解剖标志定位法

1)固定标志定位法:是指利用五官、爪甲、毛发、乳头、腋窝、肚脐、骨关节的凸起及凹陷等不受人体活动的影响,即位置固定不移的体表解剖标志来取穴的方法。如在鼻尖处取素髎穴,肚脐正中取神阙穴,两眉中间取印堂穴,两乳中间取膻中穴,腓骨小头下缘取阳陵泉穴等(图3-36)。

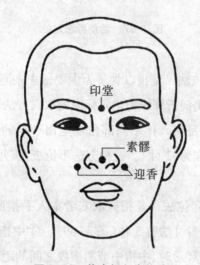

图3-36 体表解剖定位法

2)活动标志定位法:是指利用皮肤、肌肉、关节随活动而出现的皱纹、凹陷及空隙等活动体表解剖标志来取穴的方法。如张口取耳门、听会和听宫穴(图3-37);闭口取下关穴(图3-37);利用屈肘时出现的肘横纹头来取曲池穴;上臂外展时,在肩峰外侧缘呈现的两个凹陷处取肩髃和肩髎穴,阳溪穴应将拇指跷起。

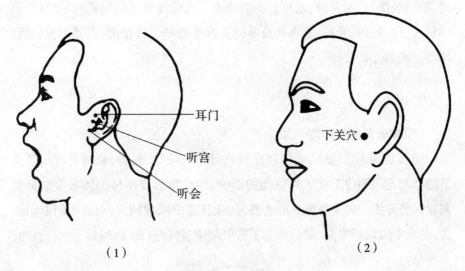

耳门

听宫

听会

下关穴

（1）　　　　　　　　　　（2）

图 3-37　活动标志定位

（2）骨度折量定位法　是指以骨节为主要标志来测量周身各部的长短、大小，并以其尺寸按比例折算作为定穴标准的取穴方法，古称"骨度法"。

骨度折量取穴法是将人体不同部位规定出一定的长度和宽度，折合成若干等份，每一等份作为"1 寸"。这种方法不论成人、儿童或身材高矮、胖瘦均可使用（图 3-38）。

（3）手指同身寸定位法　是指被取穴者本人手指所规定的分寸来量取腧穴的方法。手指同身寸法有 3 种（图 3-39）。①中指同身寸：指当被取穴者拇指与中指屈曲呈环形时，中指中节两横纹之间的距离为 1 寸。②拇指同身寸：以被取穴者拇指间关节的宽度为 1 寸。③横指同身寸：当被取穴者示指、中指、无名指和小指并拢时，中指近端指间关节横纹水平的四指宽度作为 3 寸，又称"一夫法"。

（4）简便取穴法　如被取穴者两虎口交叉，置上位的手手指于另一手桡骨茎突之上，示指尖端的凹陷处即是列缺穴；人体直立，双手自然下垂，中指指尖处即为风市穴；折耳郭向前，两耳尖连线的中点是百会穴；沉肩屈肘，于平肘尖处取章门等（图 3-40）。

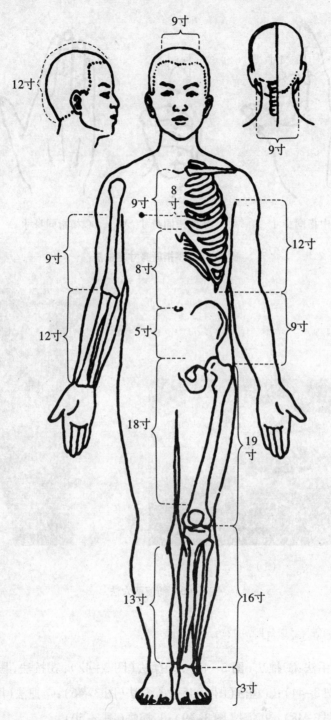

图 3-38　骨度折量定位法

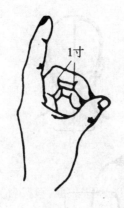 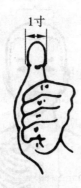 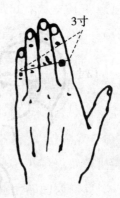

A.中指同身寸   B.拇指同身寸   C.横指同身寸

图 3-39   手指同身寸定位法

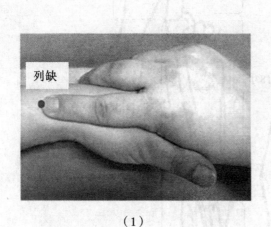

（1）

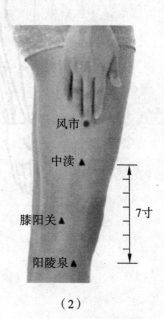

（2）

图 3-40   简便取穴法

7. 按摩手法有哪些？

按摩手法：①推法（图 3-41）；②揉法（图 3-42）；③按法（图 3-43）；④摩法（图 3-44）；⑤搓法（图 3-45）；⑥拿法（图 3-46）；⑦捏法（图 3-47）；⑧抖法（图 3-48）；⑨滚法（图 3-49）；⑩摇法（图 3-50）。

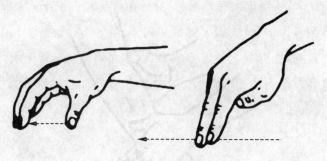

图 3-41　推法

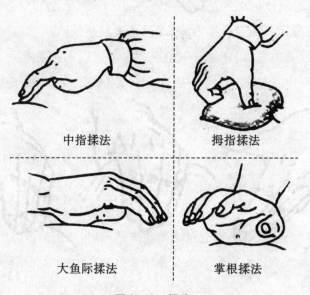

中指揉法　　　　　拇指揉法

大鱼际揉法　　　　掌根揉法

图 3-42　揉法

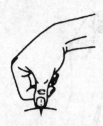

图 3-43　按法

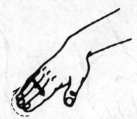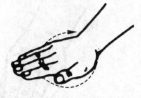

图 3-44　摩法

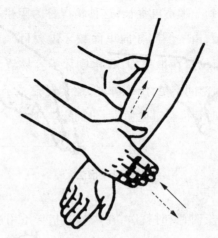

图 3-45 搓法

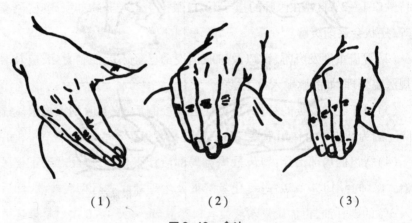

（1）　　　　　　（2）　　　　　　（3）

图 3-46 拿法

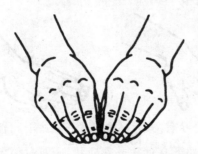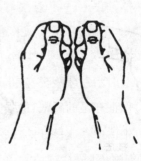

图 3-47 捏法

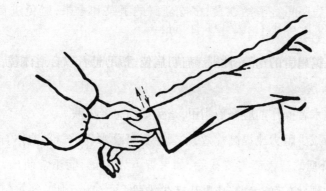

图3-48　抖法

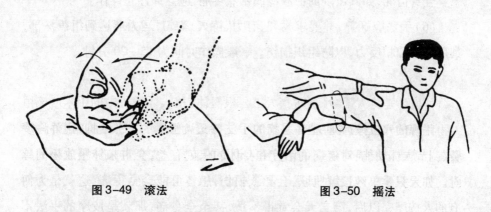

图3-49　滚法　　　　　　　　　　　图3-50　摇法

8.哪种情况下不能进行穴位按摩?（视频:穴位按摩常见问题）

穴位按摩
常见问题

（1）有急、慢性传染病,如肺结核、脊髓灰质炎等。

（2）某些慢性炎症,如骨关节结核、脊髓结核、骨髓炎等。

（3）有骨科疾病,如骨折、关节脱位、骨肿瘤等。

（4）有严重心脏、肝脏、肾脏疾病的患者。

（5）患有恶性肿瘤、严重贫血或久病体弱、极度虚弱的患者。

（6）患有血小板减少性紫癜或过敏性紫癜、血友病等出血性疾病的患者。

（7）有较大面积皮肤病的患者或患溃疡性皮炎的患者。

（8）女性在月经期、妊娠期下腹部、腰骶部不可随意按摩。

（9）剧烈运动后、饮酒后、高热时不宜按摩。

9. 穴位按摩的注意事项有哪些?

(1)根据患者的年龄、性别、病情、病位,帮助患者取合适体位,并采用合适的按摩手法。

(2)施术者操作前应修剪指甲,避免损伤患者皮肤。

(3)为减少阻力或提高疗效,术者手上可蘸水、滑石粉、液体石蜡、姜汁、酒等润肤介质。

(4)在腰、腹部施术前,应嘱患者先排尿。

(5)操作中要随时遮盖不需要暴露的部位,防止患者受凉。并注意观察患者全身情况,如其出现面白肢冷或剧烈疼痛,应立即停止操作。

(6)手法应娴熟,并要求柔和、有力、持久、均匀,运力能达到组织深部,禁用暴力和相反力,以防组织损伤。一般操作时间为 15~20 分钟。

10. 穴位按摩是什么感受?

正规的穴位按摩通过有系统的手法渗透力强,可以放松肌肉、解除疲劳、调节人体功能,对疾病的治疗和身体的保健有益,会带来舒服放松的感觉。如果只是单纯按摩肌肤,会导致损伤,患者可能会觉得痛,这就是为何有的人按摩完以后,第二天会觉得不适,甚至全身痛,那就是按摩的手法不正确、过度了。所以找专业人士来按摩很重要哦!

11. 穴位按摩的力度有什么要求?

穴位按摩作为一种外力调理身体和治疗疾病时,力度最基本的要求有 4 个,即均匀、柔和、有力、持续。其中柔和是非常重要的,这也是按摩与不柔和、不为人体所适应及接受的"外来暴力"的区别所在,另外,一味强调手法的力度,非但起不到治疗作用,反而会加重病情。

12. 按摩常用的润滑剂有哪些?

有生姜汁、红花油、清凉油、滑石粉、爽身粉、按摩油等。但最常用到的是滑石粉。

13. 能不能通过穴位按摩减肥?

穴位按摩,可以调节脾脏的功能,通过对相应穴位的刺激,不仅能有效抑制食欲,减少进食量;还能抑制胃肠的吸收,减少机体能量的摄入;同时促进能量代谢,促进脂肪分解,最终达到减肥的目的。穴位按摩减肥时,按摩腹部不仅能消除脂肪,还可以强身健体,对消化系统、神经系统等多种疾病都有辅助治疗的效果。但真正的减肥还要加强饮食管理,配合运动疗法才会有不错的效果。

14. 经常按摩哪些穴位可以养生?

经常按摩关元、命门、中脘、足三里可补气助阳、温益脾肾、调理脏腑功能、促进机体的新陈代谢、提高机体的免疫力、增强体质、延缓衰老。

(洪盼盼)

四、养生保健篇

（一）疏肝健脾操

1. 什么是疏肝健脾操？

从古至今,中国人就有用健身操来强身健体的传统。河南中医药大学第一附属医院根据多年临床经验,结合传统中医理论,将中国古代健身术八段锦和中医经络学完美融合,创立了一套简单易学、功效显著的健身方法——疏肝健脾操。

2. 疏肝健脾操有什么作用？

中医讲:"经之所过,主治所及。"疏肝健脾操是根据经络的走向,沿着肝胆经的循行路线进行拍打,刺激相关穴位,达到疏肝、理气、解郁、利胆的作用。

3. 什么样的患者适合练疏肝健脾操？

除去心肺功能衰竭不宜活动的患者,所有患者皆可练疏肝健脾操。

4. 一天之中什么时候练疏肝健脾操比较好？

工作之余或茶余饭后,随时可以站起身来,舒缓一下筋骨,活动一下四肢,既疏肝健脾又可以活血化瘀、软坚散结,达到有病治病、无病健身的目的。

5. 疏肝健脾操怎么做？（视频:疏肝健脾操）

疏肝健脾操由8个步骤构成,动作连绵柔和、松紧有弛。

起式:左脚跨步,与肩同宽。

第一式,双手托天疏经络:双臂外展,双手交叉,上托,翻转,下收,点揉百会,梳理胆经。

第二式,左右转颈伸展双臂:双臂自前向后旋转,左右转动颈部,双手交叉于枕后,点揉风池。

疏肝健脾操

第三式,双手合十并转体:双手合十并转体,左转体,右转体。

第四式,弓步并步射大雕:左上步,弓步,左手握弓,右手拉弓,并步;右上步,弓步,右手握弓,左手拉弓,并步。

第五式,梳理肝经畅情志:左跨步,双臂自左右两侧上举至头顶,下按,按揉期门,循肝经,点揉足三里,叩打胆经,点揉太冲。

第六式,上步回头:左上步前倾,右臂上步与目同行,左臂遮目放于额下;右上步前倾,左臂上步与目同行,右臂遮目放于额下。

收式:按揉章门,顺时针按揉脐周,双手上举,并步收腿。

6. 疏肝健脾操中常用的穴位该怎么找?

百会:在头部,两耳尖连线的中点。

风池:在项部,胸锁乳突肌与斜方肌上端之间的凹陷处。

期门:在胸部,乳头直下,第6肋间隙处,前正中线旁开13.3厘米。

太冲:在足背侧,第1跖骨间隙的后方凹陷处。

章门:在人体的侧腹部,第11肋游离端的下方。向上曲臂时,肘部的尖端正对地方就是章门穴。

7. 疏肝健脾操好学吗? 我能学会吗?

疏肝健脾操创立的目的就是使其能够普及大众,惠及大众,所以非常简单易学,上至老人,下至小孩,皆可学习,皆能学会。

8. 疏肝健脾操需要练多久才能起效?

疏肝健脾操是健身操的一种,像其他健身运动一样。如瑜伽,天天练习会有比较好的效果。它不是打针吃药,不是开刀手术,无法立竿见影,需要日积月累。它是在日常生活点点滴滴中有益身心,它代表的是一种健康的生活方式。

9. 疏肝健脾操为什么能疏肝健脾?

对于患各类消化系统疾病的患者来说,疏肝健脾操能使胸腹和膈膜做有规律的特殊运功,使肝脏得到犹如按摩样的活动,从而促进肝内有效循环血量的增加,改善肝门微循环的功能,增强肝细胞的自身修复能力,防止肝内纤维组织增生,促进已形成的结缔组织再吸收,防止病情加重,达到疏肝健脾的目的。

10. 练疏肝健脾操有副作用吗?

只要不是心肺功能不全的人或者不宜活动的人,练习疏肝健脾操均不会有任何副作用。

11. 练疏肝健脾操要注意些什么?

练疏肝健脾操要注意劳逸结合,不可过度劳累。

(龙 洋 费景兰)

(二)四肢保健操

1. 什么是四肢保健操?

四肢保健操是通过活动四肢来牵拉肢体经络,以激活穴位,活络气血,激发人体潜在能量,达到防病祛病、强壮身体的目的。

2. 四肢保健操有什么作用?

练习四肢保健操具有防治肩周炎、颈椎病、腰椎间盘突出症、关节炎等作用,能够缓解血脉不通引起的颈、肩、腰、腿僵硬等不适。

3. 什么样的人适合练四肢保健操？好学吗？

四肢保健操节奏舒缓,简单易学,适合办公族及中、老年人锻炼。

4. 一天之中什么时候练四肢保健操比较好？多久能见到效果？

古人讲"日出而作,日落而息",因此,我们应该顺应大自然的规律,在每天早上太阳刚刚升起的时候,选择一个相对舒适、安静的环境进行锻炼。练习保健操应该坚持不懈、持之以恒,这是获得良好功效的基本保证。

5. 四肢保健操怎么做？（视频:四肢保健操）

（1）对击手掌指蹼（八邪穴）

八邪穴:八邪穴位于五指间根部赤白肉际处。

要领:两手十指伸直张开凸现指蹼,两手交叉相互对击指蹼20次。虎口部位单独对击20次(图4-1)。

四肢保健操

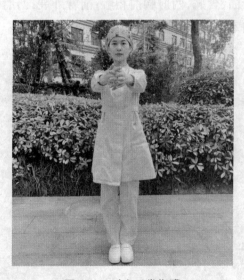

图4-1　对击手掌指蹼

（2）对拍掌背三焦经（中渚穴、腰痛点、外劳宫）

要领:两手十指伸直一上一下,两手掌呈十字交叉,相互对拍20次(图4-2)。

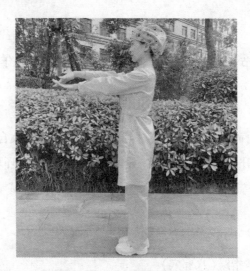

图 4-2 对拍掌背三焦经

(3)对肘扩胸

要领:两肘弯曲,含胸,两肘胸前相触;前臂外展;两肘外展,与肩平行。重复 4 个八拍(图 4-3,图 4-4)。

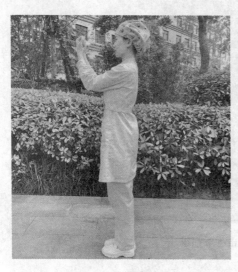

图 4-3 对肘扩胸(1)

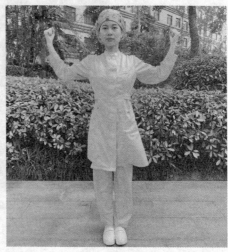

图 4-4 对肘扩胸(2)

（4）含胸拉背

要领：双手平举，手心相对，身前合拢，低头，翻掌尽力前伸。重复4个八拍（图4-5）。

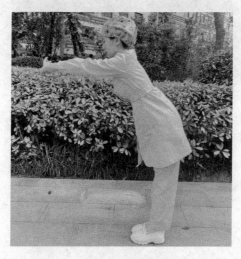

图4-5 含胸拉背

（5）凤凰顺翅

要领：双脚开立，与肩同宽，体向前俯，左臂触摸右膝，右臂向外伸展，转头望向伸展臂。左右交替重复4个八拍（图4-6，图4-7）。

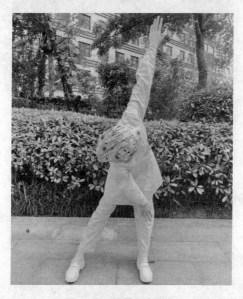

图4-6 凤凰顺翅（1）

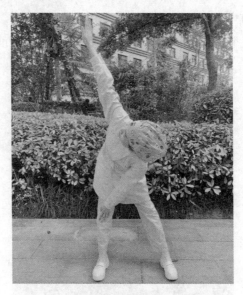

图 4-7　凤凰顺翅(2)

（6）转体推掌

要领:左手握拳,收于腰际,同时右掌向前水平伸出,同时头向后转,然后回位,左右交替。重复4个八拍(图4-8)。

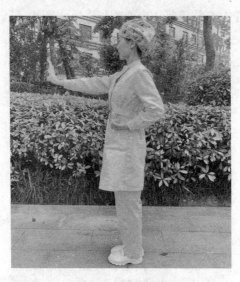

图 4-8　转体推掌

（7）弓步插掌

要领：接上推出动作，左腿弓步，左掌自胸前方划过转体收拳于腰际，同时右掌从腰际插出。左右交替（图4-9）。

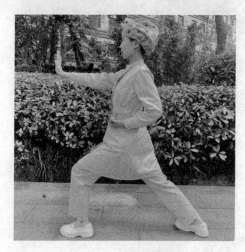

图4-9　弓步插掌

（8）举臂向上

要领：双臂上举合十，向上拉伸，冥想整个人都在向上挺拔。重复4个八拍（图4-10）。

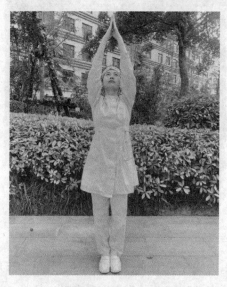

图4-10　举臂向上

(9)马步蹲起

要领:双手向前平举交叉,两腿并拢做蹲起。重复4个八拍(图4-11)。

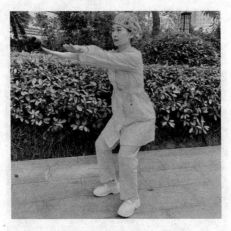

图4-11 马步蹲起

(10)绕膝运动

要领:微屈双膝,双手放于膝盖上,自左向后旋转2次,然后自右向后旋转2次,重复4个八拍(图4-12)。

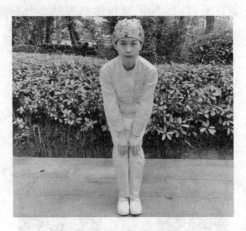

图4-12 绕膝运动

(11)踮脚提臀

要领:双手叉腰,两腿并拢,提臀,双脚后跟抬起,躯干拉直,颈部伸长下颌往上抬。把后背肌肉拉直,相当于引体向上自我牵引。重复4个八拍(图4-13)。

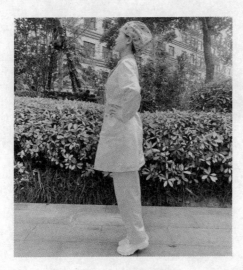

图 4-13　踮脚提臀

（12）伸展髋膝

动作一：两腿直立，左小腿向后提起，左手前平举，右手侧平举；动作二：左脚向前踢出，足部尽量跖屈，右手前平举，左手侧平举；动作一和二重复1次，回位。动作三：双手叉腰，左下肢抬起屈膝，向里、向外依次横踢，回位。至此完成1个八拍，换右腿（图4-14～图4-16）。

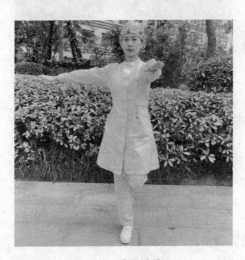

图 4-14　伸展髋膝（1）

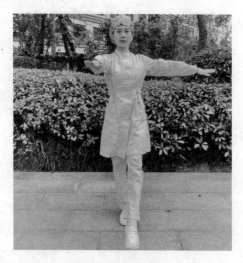

图4-15 伸展髋膝(2)

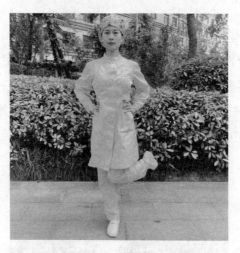

图4-16 伸展髋膝(3)

6.练四肢保健操要注意些什么？

(1)调匀呼吸:此保健操采用自然呼吸法,以气引力、顺其自然、柔和均匀、毫不勉强并随活动量的大小而加深、加快。

(2)避免风寒:在运动时毛孔开放,风寒之邪可由毛孔进入人体引起疾病。冬天不可脱衣吹风,老年人则应在室内运动,以防风寒侵袭。

（3）穿舒适的衣裤，以免活动不便。

（4）锻炼强度适中，以不引起疲劳为度。

（5）患有增生性关节炎、风湿性关节炎、类风湿关节炎及急性扭伤者均不适合此运动，否则会加重病情。

（李　贞　张嘉怡）

（三）八段锦

1. 八段锦的起源是什么?

八段锦流传于北宋，至今已有八百多年的历史。是一套独立而完整的健身功法。八段锦之名最早出现在南宋洪迈所著《夷坚志》中："正文和七年，李似矩为起居郎……尝以夜半时起坐，嘘吸按摩，行所谓八段锦者。"

八段锦

2. 什么是八段锦?（视频:八段锦）

八段锦，是中国传统保健功法，现代的八段锦在内容和动作名称上均有所改变。其动作简单易行，姿态优美，如锦缎般舒展、柔顺，功法共为八段，每段一个动作，故名为"八段锦"。整套动作柔和连绵，滑利流畅;有松有紧，动静相兼。

3. 什么人适合练八段锦?

八段锦适合于男女老少，可使瘦者健壮，肥者减肥。

4. 练八段锦有什么功效?

能促进血液循环、开窍醒脑。可调理身体亚健康状态，增进人体生理功能，祛病健身;改善肩肌劳损、腰肌劳损带来的疼痛和机制性损伤;并有调理气血、平衡脏腑、改善睡眠等功能。

5. 练八段锦对场地有要求吗? 方便吗?

方便，八段锦练习不受季节气候、环境、场地、人数限制，特别适合年老体弱及患有慢性病的患者。

6. 八段锦有什么特点?

一是动作柔和,强调精、气、形三者相结合,以意领气、以气促形、以动为主、动静相兼;二是功法术式简单,易学易掌握,运动量适中,刚柔相济,动静结合。

7. 八段锦的分类有哪些?

分两类:立式八段锦和坐式八段锦。

8. 一天中什么时候练八段锦比较好?

八段锦最好是饭前 1 小时或是饭后 1 小时练。

9. 八段锦多久练一次? 每次需要多长时间?

1 周应不少于 5 次练习,每次练习可做 1～2 遍,2 遍之间休息约 2 分钟。

10. 练八段锦是不是要配合调整呼吸? 应该怎样呼吸?

是的。动作配合呼吸效果更好,呼吸用顺腹式呼吸,就是吸气时腹部鼓起;呼气时,腹部放松。

11. 坚持练八段锦有哪些好处?

只要坚持练习,好处还是很多的。一是舒筋活络,通畅气血;二是周身骨骼伸展自如,防止骨关节强直、气血凝滞;三是宽胸理气,防止寒邪侵入和疾病的发生;四是促进内部器官、系统功能的调节,胃不适、胸闷、嗳气等现象有效缓解;五是体力充沛,时常保持活泼旺盛的精力,防止精、气、神不适等邪气的入侵;六是有利于胃肠蠕动,促进消化和新陈代谢。

12. 练功需要记口诀,坐式八段锦和立式八段锦的口诀是什么?

(1)坐式八段锦练法 手抱昆仑、天柱微震、托天按顶、牢攀脚心、臂转车轮、左右开弓、交替冲拳、叩击全身。

（2）立式八段锦练法 双手托天理三焦、左右开弓似射雕、调理脾胃须单举、五劳七伤往后瞧、摇头摆尾去心火、两手扳足固肾腰、攒拳怒目增气力、背后七颠百病消。

13. 坐式八段锦的动作秘籍及实际功效是什么?

一共有 8 式,可要记牢了。

（1）手抱昆仑

动作:双手十指交握,放头后上部,头向后顶,手向前按,顶时眼看上方,按时眼看下面,配合呼吸,头往左看,手向右扳,头向右转,手向左扳,左转向左看,右转向右看,转动时吸气,扳回时呼气。

功效:增强颈部肌肉,使头部血流加快;高血压患者根据自身情况酌情练习。

（2）天柱微震

动作:全身肌肉放松,肩臂基本固定,腰腹微微转动,带动头颈旋转;颈部肌肉放松,随腹部旋转而旋转,带动头部四周晃动;先自左向右顺时针转动若干次,然后自右向左逆时针转动若干次。

功效:以腰带动头颈部,活动上肢肌肉;带动内脏器官,加强蠕动;有助于血液循环及提高内脏功能。

（3）托天按顶

动作:双手由体侧上举到头顶,十指交叉互握,用力翻掌上托,全身伸展,同时吸气,全身放松,屈臂,手心不翻,轻按头顶,呼气,如此反复,最后两手放下成预备姿势。

功效:使躯干及上肢肌肉伸展,能增强括约肌的弹性,有利于预防痔疮等疾病。

（4）牢攀脚心

动作:两腿伸直端坐,上体尽量前屈,两臂向前平举,手攀脚心,上身起伏弹动多次,初练时,手尽量攀脚,前额竭力靠近腿部。

功效:伸展腰背和腿部肌肉,对增强肾腰有显著功效。

（5）臂转车轮

动作：两臂上举，手轻握拳，由上经前，向下向后画圆，连续向前转多遍，再反向转多遍，单手在体侧交替向后画圆，动作与上相似，头肩随臂摆动，如此反复几次。

功效：活动肩臂，预防肩肘部疾病。

（6）左右开弓

动作：双手提至胸前，左手向左推出，右手向右猛拉，如拉弓射箭，同时用力侧展一次后，双手放于腹前，两手再提至胸前，右手向右推出，左手向左猛拉，动作要领同上，方向相反，如此交换。

功效：有助于锻炼胸背肌肉，提高呼吸系统功能，增加肺活量。

（7）交替冲拳

动作：两手握拳轮流向前猛冲若干次，再轮流向左右两侧冲拳，交叉冲拳，左手向右前方冲，右手向左前方冲，如此反复几次。

（8）叩击全身

动作：双手轻握，叩击全身，先腰背，再胸腹、肩颈，然后四肢及全身各部。此段为放松整理运动。

14. 立式八段锦的动作秘籍及实际功效是什么？

一共有9式，赶紧收藏起来吧。

（1）双手托天理三焦

动作：两手掌心相对，从胸前上举至头顶，指尖相对，手心向上；两足跟提起，同时两手上推，做托天状，深吸气，随之两上肢向左右两侧外展，手心向下，并恢复原来直立姿势，同时深呼气，如此反复15~20次。

功效：调理胸腹三焦；增加肺活量；活动上肢关节和胸腹肌。

（2）左右开弓似射雕

动作：两腿稍下蹲并挺胸，两手放于大腿上；一手推弓，一手拉弦，向左侧做弯弓射箭姿势，拉动两下。并同时做深吸气。随之呼气并收回上肢，手仍放于大腿上；接着再向右侧做相同动作；射箭时头亦随着射击方向左右转动；如此反复15~20次。

功效:活动上肢关节及颈椎关节;锻炼握力;增加肺活量。

(3)调理脾胃须单举

动作:双手同时动作,一手从胸前上举至头顶,手心先向内而后转为向上。另一手则置于腰部,手心先向外而后转为向下;继而上手上推,下手下压。在此同时,两足跟提起并做深吸气;最后呼气并放下足跟和上肢,做直立状;继之上肢前后位置交换,如上做同样动作;如此反复15~20次。

功效:调理脾胃功能;增加肺活量;活动上肢关节,锻炼胸腹肌及上下肢肌肉。

(4)五劳七伤往后瞧

动作:两手背分别靠在左右腰部,挺胸;足跟提起,头转向右侧,同时做深吸气,足跟下落,头转向正中,做深呼气;头转向左侧,再做同样动作,重复练习;如此反复练习15~20次。

功效:增加肺活量;活动颈椎关节,锻炼下肢肌肉。

(5)摇头摆尾去心火

动作:两腿半下蹲,两手放在大腿上,做骑马状;然后弯腰,将上身躯干从一侧向另一侧做大幅度摆动,后直腰;再以同样动作,向相反一侧摆动,后直腰;如此反复15~20次。

功效:改善血液循环,调理大脑功能;增加内脏活动,调节内脏功能;活动脊椎关节,锻炼胸腹肌及下肢肌肉。

(6)两手攀足固肾腰

动作:将两手掌心相对,从胸前上举过头,再向两侧伸展并向后拉动两下。同时做深吸气;然后弯腰,将两手从头上方向前伸向足面做攀足状,并将腰连续弯动两下。同时呼气;然后直腰垂首站立;如此反复15~20次。

功效:活动腰背关节,锻炼胸腹肌,有固肾强腰之效;活动上肢关节;增加肺活量。

(7)攒拳怒目增气力

动作:两腿半下蹲,并挺胸,做骑马状;两手攒拳,怒视前方,做格斗姿势;然后两拳分别先后向前出击,并及时收回;继之两拳再分别先后向两侧出击,并及时收回;头则随着拳击方向而转动;如此反复15~20次。

功效:活动上肢关节,锻炼四肢肌肉;锻炼握力和拳击力量;改善血液循环。

(8)背后七颠百病消

动作:两手十指交叉,抱住枕、颈部;在提起足跟的同时,两肘外展,并深吸气;随后足跟下落并深吸气;如此反复 15~20 次。

功效:增加肺活量;锻炼胸腹肌及下肢肌肉。

(9)收式

动作:身体放松,呼吸自然,体态安详;双臂内旋侧摆,约与髋同高,掌心向后。

功效:气息缓慢归位,肢体肌肉放松,保持心情愉悦,进一步加强练习效果。

(李 平)

(四)回春操

1. 什么是回春操?

回春操于 20 世纪 70 年代创编,在北京和其他地区推广,它集中了我国导引术、按摩学、养生学、针灸学等医学原理、方法,继承和发展了中医学经络、脏腑的基本理论,并汲取了现代医学、解剖学、生物学及预防、治疗和康复医学等基本理论和实践精华。长期锻炼能达到强身健体、医疗康复的作用。

2. 回春操有什么作用?

它可以疏通经络,调和气血,提高机体免疫力,降血糖,长期锻炼能达到强身健体、医疗康复的作用。

3. 什么人适合练回春操?

全民皆可练回春操,糖尿病患者长期练此操能增加肌肉对胰岛素的敏感性,减轻胰岛素抵抗,降低餐后血糖,进而达到预防糖尿病并发症的目的。

4. 一天之中什么时候练回春操比较好?

工作之余或茶余饭后,随时可以站起身来,舒缓一下筋骨,活动一下四肢。

5. 回春操怎么做?（视频:回春操）

回春操

回春操由 22 个步骤构成,均衡呼吸,全身放松,排除杂念。

第一式,双龙盘柱:两脚分开与肩同宽,头正、眼平视,掌心拍打前腹部,掌背拍打后腰部,两臂一前一后交替进行,同时两膝一屈一伸。

第二式,叉腰转胯:双手叉腰,匀速转胯。

第三式,双臂上举:举起手伸腰缓落。

第四式,双臂回旋:手臂顺时针和逆时针回旋。

第五式,马步冲拳:马步,一手握拳抬起肩高,一手握拳收于腰间,两拳用力,挺胸抬头,目视前方。

第六式,叩打肩井:右手掌拍打肩膀,同时左手背拍打后腰部,双手交替进行拍打。

第七式,屈肘展胸:站立,双臂展开扩张,收缩。

第八式,叉腰转臂:左手叉腰或置于腰后,挺胸,右手臂下垂于体侧,先向前、向上、向后、向下摇转画圈,再做反方向摇转画圈。

第九式,马步搂拳:马步,搂拳放腰间。

第十式,弹指下按:双手并齐,肘平屈,放左腰部,头向右后甩动,带动上身与双手,两眼看右足跟,双手同时跟进下按。左右交替进行。

第十一式,空穴来风:手臂高举抓空握拳,用力收回。两手交替进行。

第十二式,摇橹荡漾:单腿跨前一步,做摇辘轳动作。换腿,做放辘轳动作。

第十三式,左右推手:左右交替互推,弧形画圆。

第十四式,海底捞月:双手如抱球,举在头上前方转动,眼睛看着手。

第十五式,转腰看足:双手并齐,肘平屈,放左腰部,头向右后甩动,带动上身与双手,两眼看右足跟,双手同时跟进下按,左右交替进行。

第十六式,托天按地:腿并立,两臂自然下垂。左肘屈曲,逐渐向上提起,再翻掌向上托出,使手臂伸直,掌心向天。右手臂微屈,用力向下按,头同时后仰,向上看天。还原后再左右交替。

第十七式,左右旋膝:双脚并拢站在地上,微微下蹲,双手按住膝盖,先顺时针转,再逆时针转。

第十八式,下肢前踢:上身直立,左右踢腿。

第十九式,屈膝下蹲:两脚分开,双膝略弯,收紧腹肌和臀肌。慢慢屈膝下蹲,至最低点保持此姿势2秒,然后起立至开始姿势。

第二十式,左右蹬腿:站直身体,双腿左右蹬出。

第二十一式,震动双耳:手心捂住双耳,再猛然拉开。

第二十二式,全身抖动:两脚站稳与肩膀同宽,全身放松,排除杂念,全身抖动。

6. 回春操每天可以做几次?

依据个人体质和身体状况,身体状况好的可以分时段多做几次。但是身体虚弱的不建议多做,可选择部分动作来做。

7. 练回春操要注意些什么?

严重的心脑血管疾病患者和严重关节病变患者不建议练回春操。练回春操时动作不要过快,时间不宜过长,一般30~40分钟自我感觉不疲惫为主。

8. 回春操需要练多久才能有效果?

回春操需要天天练习才能看到效果。坚持练回春操也是一种健康的生活方式。长期坚持可以强身健体、愉悦身心。

(陈　燕)

五、四季养生茶篇

(一)了解养生茶

1. 茶的作用是什么?

茶为人称道的不仅是它的饮用价值,还有它的药用功效。明代著名医家李时珍在《本草纲目》中记载:"茶,味苦、甘,微寒,无毒。"从中医理论看,甘则补而苦则泻,茶兼具可泻可补,又能入五脏发挥较全面的功能。对多种疾病都能发挥一定的防治作用。

2. 饮茶对人体有哪五大作用?

(1)饮茶可以提神 茶可以促进新陈代谢,加速血液循环,消除疲劳。

(2)饮茶可以解酒 浓茶可以解酒毒,增加血管壁的收缩力,促进酒精从体内排出。

(3)饮茶可以排出烟毒 长期吸烟的人,也可适当多饮茶,茶叶可使尼古丁沉淀。

(4)饮茶可以降血脂 茶叶中的咖啡因、叶酸等能增加胃液分泌,起到调节血脂和胆固醇的作用。

(5)饮茶可以预防蛀牙 茶叶含氟,而氟能与牙齿中的钙结合,形成一种"氟磷灰石",起到保护牙齿的效果。

3. 在我们的日常生活中有哪些常见的药茶?（视频:四季养生茶）

近年来,随着人们日常生活水平的提高,保健意识逐渐增强,茶疗也日渐兴起。许多具有特殊功能的保健药茶,如减肥茶、调脂茶、消暑茶、开胃茶等应运而生。

4. 饮茶分四季您知道吗?

在我国,大部分地区都是四季分明的季风性气候,春季温暖宜人,夏季相对较为炎热,秋季秋高气爽,冬季则相对较为寒冷。四季养生茶就是从中医的观点分析和理解茶疗与四季养生的关系,更好地运用茶这一古老的养生方式来呵护现代人的健康。

5. 饮茶需要看人的体质吗?

中医在用药上有一个原则"寒则热之,热则寒之"。也就是说身体辨证属于寒性病症时,要用热性的药物治疗,而当身体辨证属于热性病症时,要用寒性药物治疗。饮茶养生也可参照这个原则。阳虚体质的人,饮茶时可适当配以补阳性质的材料;阴虚体质的人,饮茶时可配些滋阴效果的材料;气虚体质的人,可配以补气功效的材料;血瘀体质的人,可配些活血化瘀的材料;湿热体质的人,可配些清热利湿的材料。

6. 哪些人不宜饮茶?

饮茶后易大便干燥的人、神经衰弱或失眠的人、缺铁性贫血的人、缺钙或骨折的人、患有痛风的人、患较为严重冠心病的人、泌尿系统有结石的人。

7. 养生茶制作方法有哪些?

(1)泡 依据茶方把需要的材料放入开水中,泡20~30分钟。

(2)煎 一般以复方的茶方较多。将材料放入砂锅加水煎汁,煮好后过滤饮用。

(3)调 少数茶方为粉末状,因此可加少许开水调成糊状服用。

8. 服用养生茶有哪些注意事项?

一般来说,饮用解表的养生茶忌食生冷、油腻、不易消化的食物。饮用止咳平喘的茶忌食鱼、虾。饮用养生茶时不宜搭配西药服用,养生茶的药性会影响西药疗效而产生不良反应。饮用养生茶还要注意饮用时间。

9. 养生茶是万能的吗?

养生茶不是万能的,在辅助治疗小病、慢性病、养生保健、强身健体、预防疾病上有它的优势,但在治疗重病、急危病时,不要把养生茶当作治病的手段。

(二)常用养生茶及配方

1. 养肝护肝茶有哪些?

(1)菊花枸杞茶　菊花3朵、枸杞3克。

方法:将菊花、枸杞放入杯中,开水冲泡5分钟。

功效:清肝明目。

(2)决明子绿茶　决明子3克、绿茶5克。

方法:将决明子、绿茶放入杯中,开水冲泡5分钟。

功效:清肝明目、润肠通便、降脂降压。

2. 温补阳气养生茶有哪些?

(1)红枣核桃茶　红茶3克、核桃仁3克、红枣2枚、龙眼肉3克。

方法:将所有材料放入砂锅中,加适量水煮20~30分钟。

功效:补肾气、益血气。

(2)党参茶　党参2克、花茶3克。

方法:将党参、花茶一起放入杯中,开水泡5分钟。

功效:补中益气、生津降压。

3. 调节胃肠去燥茶有哪些?

(1)参术健脾茶　党参10克、炒麦芽10克、陈皮10克、白术10克。

方法:将上述材料放入锅中,加适量水煮20分钟。

功效:益脾健胃、助消化。

（2）陈皮甘草茶　陈皮 3 克、甘草 3 克。

方法：将上述材料放入杯中，开水泡 8 分钟。

功效：健脾益气。

4. 滋阴液茶有哪些？

（1）雪梨百合冰糖饮　雪梨 1 个、百合 10 克、冰糖适量。

方法：将雪梨切片，百合洗净。放入锅中，加适量水，煮沸后改小火，再煮 20 分钟。

功效：滋阴润肺、生津止渴、美容养颜。

（2）五味二冬茶　五味子 3 克，天冬、麦冬各 3 克。

方法：将以上材料放入茶杯中，开水泡 5~10 分钟。

功效：滋阴润燥。

5. 清热利湿茶有哪些？

（1）茅根茶　白茅根 3 克。

方法：将白茅根放入杯中，开水冲泡 5 分钟。

功效：清热利尿、生津止渴、润肺和胃。

（2）薄荷竹叶茶　薄荷 2 克、竹叶 2 克、车前草适量。

方法：将薄荷、竹叶、车前草一起放入杯中，开水焖泡 5 分钟。

功效：清热祛湿、消暑利尿。

6. 清热降火茶有哪些？

（1）银花茶　金银花 3 克、菊花 2 朵、胖大海 1 个。

方法：将胖大海、菊花、金银花一起放入杯中，开水冲泡。

功效：清热泻火利咽。

（2）山楂蜜银茶　山楂 3 克、金银花 2 克、蜂蜜适量。

方法：将山楂、金银花放入杯中，开水冲泡 5 分钟，汤水放温后再加入适量蜂蜜。

功效：清热解毒。

7. 调理消化道茶有哪些?

(1)消食茶　焦山楂 12 克、焦麦芽 15 克。

方法:将焦山楂、焦麦芽放入杯中,开水冲泡 5 分钟。

功效:消食化滞。

(2)萝卜蜂蜜茶　白萝卜 1/2 根、花茶 5 克、蜂蜜适量。

方法:将白萝卜去皮洗干净,切块放入锅中煮 20 分钟。过滤出萝卜汤,将花茶冲泡成浓茶,过滤出茶汤。然后加萝卜汤、蜂蜜调匀即可。

功效:健脾益气、助消化。

8. 预防中暑茶有哪些?

(1)乌梅凉茶　乌梅 1 颗、绿茶 3 克。

方法:将乌梅、绿茶一起放入杯中,开水冲泡 5 分钟。

功效:清凉解暑、生津止渴。

(2)柠檬茶　柠檬 1 个、冰糖适量。

方法:将柠檬切薄片,取 2 片放入杯中,加入温水、蜂蜜。

功效:健胃理气、生津止渴。

9. 养胃润肺茶有哪些?

(1)陈皮茶　陈皮 3 克、白糖适量。

方法:将陈皮放入杯中,倒入开水,泡 5 分钟。加入白糖即可。

功效:健脾理气、化痰止咳。

(2)天冬萝卜饮　天冬 10 克、白萝卜 1 颗。

方法:将白萝卜去皮洗净,切片。将天冬、白萝卜一起放入锅中煮 20 分钟即可。

功效:润肺止咳、消食健脾。

10. 清热安神茶有哪些?

(1)百合花茶　白百合 3 克、冰糖适量。

方法:将白百合与冰糖一起放入杯中,开水冲泡5分钟。

功效:清热润肺、宁心安神。

(2)枸杞白地茶 枸杞子3克、干百合2克、生地黄2克。

方法:将以上三味加水同煮,去渣取汁。

功效:养阴清热、补虚安神。

11. 调养肠胃茶有哪些?

(1)姜糖茶 干姜1片、红糖适量。

方法:将干姜、红糖放入杯中,开水冲泡5分钟。

功效:温中健脾。

(2)参芪薏仁茶 党参2克、黄芪2克、薏苡仁2克、生姜2克、大枣2枚。

方法:将党参、黄芪、薏苡仁、生姜、大枣放入杯中,开水加盖泡10分钟,去渣饮用。

功效:健脾除湿、补中益气。

12. 滋养肺部茶有哪些?

(1)熟地麦冬饮 熟地黄2克、麦冬3克。

方法:将熟地黄、麦冬一同放入杯中,开水泡10分钟。

功效:润肺化燥、滋阴补肾。

(2)紫苏党参茶 紫苏叶3克、紫苏梗2克、党参2克、蜂蜜适量。

方法:将紫苏叶、紫苏梗、党参一起放入杯中,开水泡5分钟,汤水放温后再加入蜂蜜。

功效:清肺化痰、止咳平喘。

13. 补充热量茶有哪些?

(1)黄芪红枣茶 黄芪2克、红枣2枚、白糖适量。

方法:将黄芪、红枣放入杯中,开水冲泡10分钟,再加白糖调匀。

功效:补益气血。

(2)首乌龙眼枣茶 何首乌20克、龙眼肉15克、大枣10枚、红糖少许。

方法:将以上材料放入锅中,加水煮20分钟,取茶汤饮用,也可吃大枣、桂圆。

功效:滋补肝肾。

14. 预防哮喘茶有哪些?

(1)党参茯苓陈皮茶　党参2克、茯苓2克、陈皮3克、冰糖适量。

方法:将党参、茯苓、陈皮放入杯中,开水泡10分钟,加冰糖调匀。

功效:止咳化痰、平喘。

(2)杏仁蜂蜜饮　甜杏仁3克、蜂蜜适量。

方法:将甜杏仁放入杯中,开水冲泡10分钟,汤水放温后放蜂蜜饮用。

功效:润肠通便、止咳定喘。

15. 滋补肾阳茶有哪些?

(1)黄芪人参茶　黄芪2克、人参2克、蜂蜜适量。

方法:将黄芪、人参放入杯中,沸水泡10分钟,汤水放温后加蜂蜜,调匀即可饮用。

功效:补气生血、益阳安神。

(2)肉苁蓉茶　肉苁蓉3克、红茶3克。

方法:将肉苁蓉、红茶放入杯中,开水泡10分钟。

功效:补肾益精、润燥滑肠。

16. 预防心血管疾病的茶有哪些?

(1)党参茶　党参2克、绿茶3克。

方法:将党参、绿茶放入杯中,冲入开水,泡5分钟。

功效:活血化瘀、清心化痰。

(2)补益麦冬茶　麦冬3克、生地黄2克。

方法:将麦冬、生地黄放入杯中,开水泡10分钟。

功效:补气养血、滋阴宁心。

(王德贞)

参考文献

[1]陈莉军,刘兴山.中医学基础[M].2版.北京:人民卫生出版社,2017.

[2]徐桂华,胡慧.中医护理学基础[M].10版.北京:中国中医药出版社,2016.

[3]张军平.科学煎服中草药[M].北京:中国中医药出版社,2017.

[4]朱福坤.穴位贴敷治疗[M].长春:吉林科学技术出版社,2017.

[5]宋敬东.图解灸除百病刮痧保健全书[M].天津:天津科学技术出版社,2017.

[6]李志刚."痧"出病消:中医刮痧一学就会[M].重庆:重庆出版社,2016.

[7]张海媛.对症刮痧拔罐速查全书[M].北京:北京联合出版公司,2015.

[8]范斌.罐到病除 对症拔罐祛百病[M].北京:军事医学科学出版社,2015.

[9]杨冯,豆红莉.早期抚触支持护理对新生儿母乳喂养及生理性黄疸的影响[J].临床医学研究与实践,2019,4(6):183-184.

[10]赵丽媛.新生儿抚触护理对早期新生儿生长发育的作用[J].中西医结合心血管病电子杂志,2019,7(5):109.

[11]李娟.早期抚触联合康复干预对 HIE 患儿运动发育指数的影响分析[J].临床护理杂志,2019,18(1):46-48.

[12]王文晟,袁德培,曾楚华,等.浅析三字经流派小儿推拿清补疗法[J].中华中医药杂志,2018,33(8):3651-3653.

[13]高沛友,胡安娜,吴凡,等.子午流注推拿法治疗失眠症的疗效观察[J].按摩与康复医学,2018,9(17):24-26.

[14]李旗,刘国荣.小儿推拿对哮喘患儿支气管肺泡灌洗嗜酸粒细胞相关因子的影响[J].华北理工大学学报(医学版),2018,20(5):348-352.

[15]傅春红.抚触、非营养性吸吮治疗早产儿喂养困难的效果[J].中国妇幼

保健,2018,33(4):825-828.

[16]杨世忠,王天云,郭教礼.中医养生是一种生活方式[J].中医健康养生,2017(6):72-74.

[17]陈秀珍,吴云川,王菊菊,等.中医治未病实践指南·推拿干预小儿脾虚质(制订)[J].中医儿科杂志,2017,13(2):5-8.

[18]王思佳,高梓珊,徐斌,等.现代腧穴定位方法研究进展[J].辽宁中医杂志,2017,44(10):2223-2226.

[19]宋云.中医养生常见误区之浅议[J].内蒙古中医药,2017,36(19):144-145.

[20]王菊菊.推拿干预小儿脾虚质的临床评价研究[D].南京:南京中医药大学,2017.

[21]徐瑛.刘氏小儿推拿调理小儿脾虚质的临床观察[D].长沙:湖南中医药大学,2017.

[22]张旭.分清别浊小儿推拿法治疗小儿伤食泻的临床观察[D].成都:成都中医药大学,2017.

[23]刘姿含.中医养生保健常见误区[J].江苏卫生保健,2016(23):40-41.

[24]费景兰,顾亚娇,张丽慧,等.非酒精性脂肪性肝病的防治策略[J].光明中医,2016,31(11):1672-1674.

[25]赵艳.新中国成立后(1949—1977)中医儿科临床医学发展概述[J].中医儿科杂志,2016,12(3):76-79.

[26]安静.中医小儿推拿理论框架体系构建的实践研究[D].沈阳:辽宁中医药大学,2016.

[27]马丽丽,梁燕,陈劼.新生儿抚触护理研究进展[J].护理学报,2015,22(20):20-24.